实用临床 CT 诊断图解（第二版）

冯艳 王萍 王红霞 主编

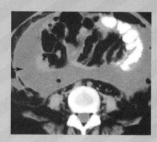 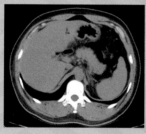 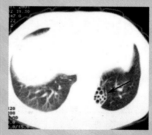 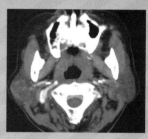

化学工业出版社

·北京·

本书介绍了中枢神经系统疾病、头颈部疾病、呼吸系统疾病、循环系统疾病、消化系统疾病、泌尿生殖系统疾病、骨骼肌肉系统疾病的CT影像表现、影像鉴别和特别提示等内容。每种疾病在简明实用的文字描述基础上还配有多幅典型CT影像图片，用箭头标出配图病变影像，还对配图病变特征进行了针对性的描述。本书适用于各级医院影像科及临床科室的工作人员学习参考，也可供影像初学者、实习医生及进修医生使用。

图书在版编目（CIP）数据

实用临床 CT 诊断图解/冯艳，王萍，王红霞主编.
2 版. —北京：化学工业出版社，2018.8（2025.4重印）
ISBN 978-7-122-32279-1

Ⅰ.①实… Ⅱ.①冯…②王…③王… Ⅲ.①计算机
X 线扫描体层摄影-影象诊断-图解 Ⅳ.①R814.42-64

中国版本图书馆 CIP 数据核字（2018）第 112670 号

责任编辑：赵兰江　　　　　　　　　装帧设计：张　辉
责任校对：边　涛

出版发行：化学工业出版社（北京市东城区青年湖南街 13 号　邮政编码 100011）
印　　装：中煤（北京）印务有限公司
787mm×1092mm　1/16　印张 13　字数 310 千字　2025 年 4 月北京第 2 版第 6 次印刷

购书咨询：010-64518888（传真：010-64519686）　售后服务：010-64518899
网　　址：http：//www.cip.com.cn
凡购买本书，如有缺损质量问题，本社销售中心负责调换。

定　　价：58.00 元

编写人员名单

主　编　冯　艳　王　萍　王红霞

副主编　卞　佳　孟红秀　张姗姗　于蒙蒙

编　者　冯　艳　王　萍　王红霞　卞　佳

　　　　孟红秀　张姗姗　于蒙蒙　房俊芳

　　　　张　洁　王　丹　刘宇佳　张贝贝

　　　　王山山　穆新暖　张　林

前　言

　　本书第一版出版后，受到广大使用者的好评，因此，结合近几年医学影像学的新进展，我们在第一版的基础上增加和修改了较多的内容和图片，内容更加丰富，图片更加清晰。

　　本书以典型病例 CT 图片为基础，分别从影像表现、影像鉴别和特别提示等方面对临床常见病、多发病作了较为详细阐述。影像表现主要描述疾病的 CT 征象、影像特点。影像鉴别主要对 CT 表现相似的疾病进行分析，通过分析不同疾病特征性影像表现，做出相应诊断。特别提示主要是根据编者多年积累的临床工作经验，为读者更好地应用此书提供一些帮助。

　　本书为《临床影像诊断图解》丛书之一，该丛书由滨州医学院附属医院张林教授组织相关专家编写，由于编者水平所限，不足之处在所难免，敬请读者和广大同仁批评指正。

编者

2018 年 4 月

目　录

第1章
中枢神经系统

第1节　脑血管疾病

一、脑梗死

（一）缺血性脑梗死

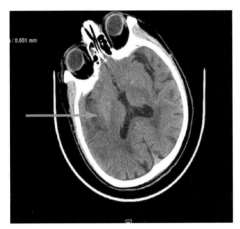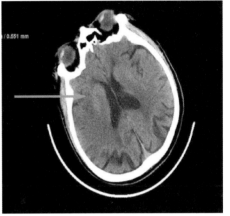

患者肢体麻木，言语不清13小时，行CT检查示：右外侧裂池较对侧稍变窄，邻近脑质密度稍减低

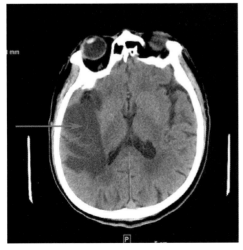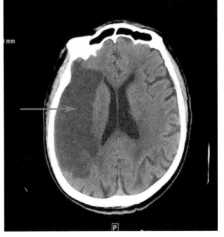

上述患者四天后复查示：右侧额颞叶大片低密度，局部脑沟浅平、脑裂变窄

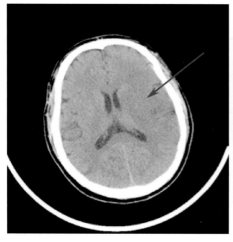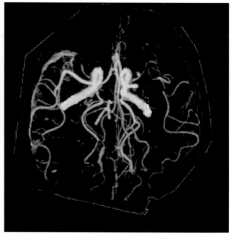

患者右侧肢体突发活动不灵,并言语不清 3 小时,CT 检查示:左侧基底节、左额颞叶见稍低密度,
局部脑沟浅平,中线结构无移位。颅脑 CTA 示:左侧大脑中动脉 M1 段近段显示,余段闭塞

【影像表现】

(1)急性期:是指 24 小时内脑梗死,CT 检查可无阳性发现,平扫常见的重要表现有:

① 大脑中动脉或颈内动脉等较大动脉某一段,由于栓塞或血栓形成而密度增高,称为动脉致密征。

② 大脑中动脉闭塞的早期出现脑岛、最外囊和屏状核的灰白质界面丧失,即岛带征。

③ 豆状核轮廓模糊或密度减低。

24 小时后,CT 表现为边界欠清的低密度区,密度可不均匀,其部位及范围与闭塞血管的供血区一致,同时累及皮髓质,呈类三角形或扇形。

(2)亚急性期:梗死区的密度进一步下降并趋向均匀,边界更加清晰。同侧脑室受压,中线结构移位。1 周左右,皮质侧支循环建立,部分病例皮质变为等密度,低密度仅限于髓质,形状不规则。2~3 周,梗塞灶密度相对增高而成为等密度,称为"模糊效应",分辨不出来。

(3)慢性期:坏死组织清除形成囊腔,平扫可见边界较清楚的低密度区,达到脑脊液密度,灰质外层仍保持原来形态,其下方呈软化灶改变。梗死区邻近可见脑沟增宽,脑室、脑池扩大,继发性改变还可见中线结构向患侧移位。

(4)以上各期增强扫描:由于血脑屏障破坏、新生毛细血管和血液灌注过度导致脑梗死后的强化为脑回状、条状、环状或结节状强化,偶尔为均匀强化。

【影像鉴别】

(1)对亚急性期脑梗死,占位效应明显时应注意与肿瘤、炎症相鉴别。后者的低密度形态及增强后的不均匀团块状强化或出现壁结节强化,均有助于诊断。胶质瘤、转移瘤的水肿位于肿瘤周围,与脑血管供血区无关。

(2)慢性期脑梗死与脱髓鞘疾病相鉴别,尤其是多发性硬化,其病灶多位于脑室周围。

(3)脑积水脑白质间质水肿:两侧对称,分布于脑室周围,伴脑室系统的扩张。

【特别提示】

(1)缺血性脑梗死以大脑中动脉闭塞最多见,其次为大脑后动脉、大脑前动脉以及小脑的主要动脉闭塞。

(2)多见于老年人,尤其是脑动脉粥样硬化、高脂血症、原发性高血压病、糖尿病等患者。

（二）出血性脑梗死

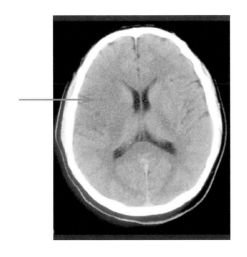 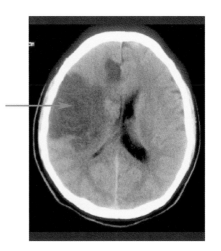

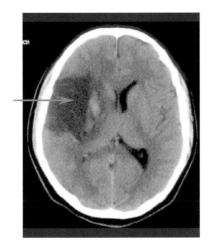

右侧额、颞叶见片状低密度灶，边界欠清，密度不均，内见片状高密度区，右侧侧脑室受压变窄，中线结构向左移位

【影像表现】

（1）缺血性脑梗死 CT 表现。

（2）在梗死区内见高密度出血影。

【影像鉴别】

应与脑出血吸收期相鉴别。

【特别提示】

出血性脑梗死常见于脑梗死后 1 周左右，溶栓治疗时更常见，在治疗过程中出现出血，表现为在原有脑梗死的基础上症状加重。

（三）腔隙性脑梗死

【影像表现】

（1）CT 平扫可见边界清楚的类圆形、斑点状低密度灶，直径在 10～15mm，无明显占位表现，可多发。

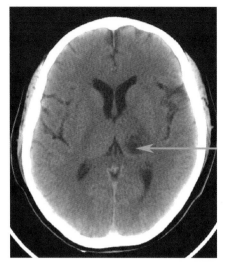

左侧丘脑区见圆形低密度灶,密度欠均匀,边界欠清,未推压周围组织,中线结构无移位

（2）4周左右形成脑脊液样低密度软化灶,同时出现病灶附近脑室扩大,脑沟、脑池增宽等局部萎缩性变化。

（3）增强扫描:梗死3天至1个月可发生均一或不规则斑片状强化,第2周至第3周最明显。

【影像鉴别】

主要与感染性疾病鉴别,结合临床不难做出诊断。

【特别提示】

（1）腔隙性脑梗死是脑穿支细小动脉闭塞引起的深部脑组织较小面积的缺血性坏死。

（2）好发部位为基底节区和丘脑区、内囊、丘脑、放射冠及脑干等区域,可多发。无占位效应,直径在15mm之内。

二、脑出血

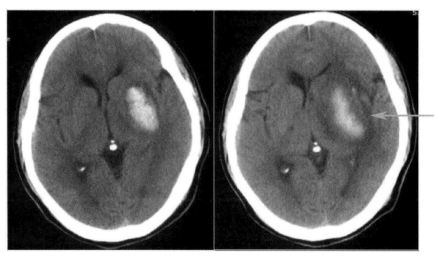

左侧基底节区见肾形高密度灶,密度欠均匀,边界欠清,周围见低密度水肿区,推压
邻近组织,左侧侧脑室受压变窄连同中线结构右移

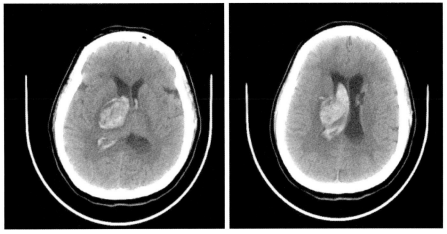

右基底节区见斑片状高密度，密度欠均匀，边界欠清，周围见低密度水肿，破入侧脑室；
血肿推压临近组织，右侧侧脑室受压变窄连同中线结构左移

【影像表现】

（1）CT 在不同时期血肿的密度不一，在病变的发展过程中呈由高密度向低密度的演变过程。

① 急性期：血肿呈边界清楚的肾形、类圆形或不规则形高密度影，CT 值在 60～90HU 之间。

② 吸收期：出血 3～7 天起，高密度呈向心性收缩，边缘模糊，至第 4 周变为等密度或低密度，血肿体积也逐渐缩小，小血肿可以完全吸收。

③ 囊腔形成期：出血 2 个月以后，血肿完全吸收，形成边缘清晰的低密度的囊腔，伴不同程度的脑萎缩。各期时间长短与血肿大小和年龄有关。

（2）水肿及占位效应：出血后第 2 天血肿周围出现水肿带，呈均匀一致的低密度，由血肿和水肿引起周围脑组织的占位效应，表现为脑室受压变形、移位，中线结构向对侧移位。第 7 天水肿达到高峰，占位效应以第二周最明显，严重时形成脑疝。吸收期，水肿逐渐消退，1 个月后消失。囊腔形成期，水肿消失，无占位效应。

（3）血液进入蛛网膜下腔、脑池（沟）、脑室表现为等密度或高密度。血液量多时填满上述部位，形成铸型。

【影像鉴别】

（1）本病 CT 平扫急性期为均匀的高密度病灶，水肿轻，较大者有占位效应。

（2）吸收期和囊变期血肿为等密度至低密度。

（3）鉴别诊断注意与其他出血相鉴别，尤其与肿瘤卒中鉴别。

① 肿瘤性脑出血：CT 显示明显的占位病灶，增强后肿瘤组织强化。

② 出血性脑梗死：CT 示原低密度梗死区内出现点状或斑片状高密度影。

【特别提示】

（1）起病急、发展快是本病的临床特点，常在几分钟至几小时内病情发展到高峰。

（2）脑出血的症状与出血部位及出血量有关。常突然出现头晕、头痛、呕吐、昏迷。

（3）体格检查发现病人面色潮红、呼吸深、血压升高、瞳孔缩小、对光反应迟钝或消失、四肢肌力迟缓。

（4）本病 CT 平扫急性期为均匀的高密度病灶，水肿轻，较大者有占位效应。

三、动脉瘤

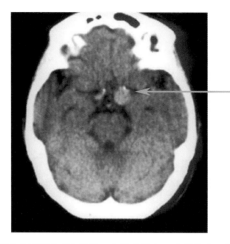

鞍上池左侧见类圆形略高密度灶，密度较均匀，边界较清，推压颈内动脉

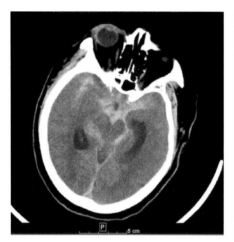
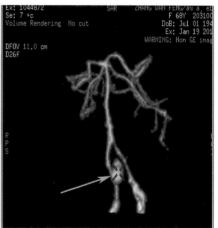

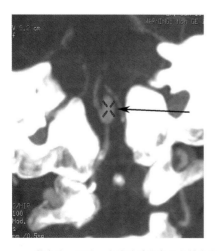

鞍上池、环池、大脑纵裂池内见血样高密度；头颅CTA检查示右侧椎动脉远段动脉瘤

【影像表现】

（1）未破裂动脉瘤如为薄壁无血栓动脉瘤，平扫表现为边缘较清楚的圆形稍高密度区，明显均一强化。

（2）部分血栓性动脉瘤：平扫有血流的部分密度稍高，血栓部分为等密度，增强检查血流部分和瘤壁强化，血栓无强化，呈"靶征"。

（3）完全血栓性动脉瘤：平扫呈等密度灶，可有弧形或斑点状钙化，增强扫描仅有囊壁环状强化，其内血栓不强化。

（4）破裂的动脉瘤：CT上多不能显示瘤体，可显示脑出血、脑积水、脑水肿、脑梗死、脑疝的CT表现。动脉瘤破裂形成的脑内血肿多在动脉瘤附近。

【影像鉴别】

动脉瘤CT平扫为较高密度圆形病变，呈均匀强化或出现靶征，周围无水肿，结合临床，约11%～30%的病例可能作诊断，确诊靠血管造影，尤其是后颅凹动脉瘤与肿瘤在CT上鉴别困难。CT检查可清楚显示动脉瘤破裂后并发症。

较小的动脉瘤需要与正常的脑血管结构如血管襻、动脉圆锥鉴别。巨大动脉瘤需要与脑膜瘤、垂体瘤等鉴别。

【特别提示】

（1）颅内动脉瘤是造成蛛网膜下腔出血的主要原因。

（2）大多数先天性动脉瘤起自Willis环或大脑中动脉分叉处。

（3）根据病因可分为先天性、损伤性、感染性和动脉硬化性。根据形态动脉瘤可分为粟粒状动脉瘤、囊状动脉瘤、假性动脉瘤、梭形动脉瘤和壁间动脉瘤（即夹层动脉瘤）五种类型。

（4）绝大多数未破裂的动脉瘤无临床症状，少数表现为压迫症状。动脉瘤破裂引起颅内出血，常见于劳累或激动时。由于出血突然，表现为头痛、恶心、呕吐、颈项强直或部分意识障碍等。

四、动静脉畸形

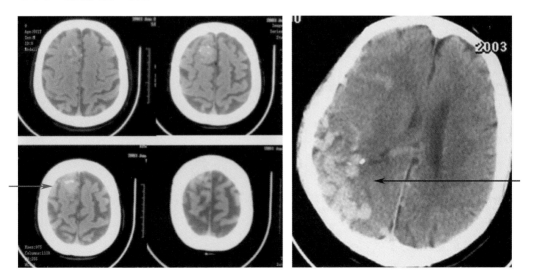

左图示：右额叶见片状略高密度灶，密度欠均匀，内见点状钙化，边界较清。右图示：增强扫描，右侧颞、顶叶见条片状异常强化灶，边界较清，强化较均匀，内见点状钙化影，右侧侧脑室受压变窄，中线结构略左移

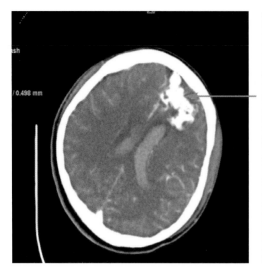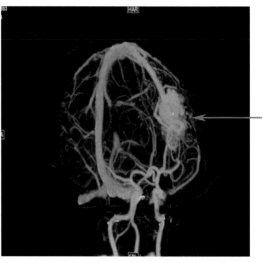

左图：左额叶混杂密度，脑室内高密度血样密度。右图：CTA显示左额叶异常血管团

【影像表现】

（1）CT平扫：呈形态不规则的高、等、低混杂密度病灶，边界不清。

（2）等或高密度的点、线状血管影，高密度钙化，血管间等密度的脑质或低密度软化灶。

（3）周围无水肿和占位表现，常有萎缩改变。

（4）病灶较小时可呈阴性表现。

（5）破裂形成血肿多位置表浅，形状不规则，也可破入脑室或蛛网膜下腔。

（6）增强扫描：病变区呈点、线状明显迂曲强化血管影，可见血管团及粗大的引流静脉。CTA可直观显示畸形血管团、供血动脉及引流静脉。

【影像鉴别】

（1）典型的动静脉畸形CT诊断不难，需要与海绵状血管瘤、血供丰富的胶质瘤、静脉性血管畸形及烟雾病等鉴别。但如果出现软化灶时，主要应与胶质瘤鉴别。

（2）并发脑内血肿时，应与高血压性脑出血鉴别。

【特别提示】

脑动静脉畸形（AVM）的发病率占脑血管畸形中的首位，主要发生于大脑前、中动脉供血区，位于脑的表浅组织或深部。内可有血栓形成、钙化和变性，血管间可见正常的脑组织。

第2节　脑肿瘤

一、星形细胞瘤

【影像表现】

（1）星形细胞瘤：平扫呈低或等密度肿块，密度较均匀。多呈圆形或椭圆形，边界不清。10%～20%有钙化，出血、囊变罕见。瘤周水肿较轻或无。增强扫描，肿瘤一般不强化或轻度强化。

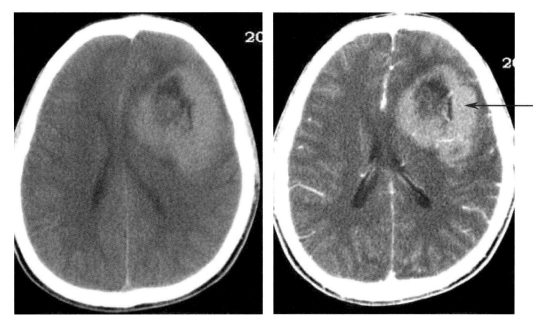

左侧额叶深部见略高密度灶，密度不均匀，其内见低密度区，边缘不规则，周围见低密度区；
增强扫描，病灶呈不均匀强化，左侧侧脑室受压变窄，中线结构略右移

（2）间变性星形细胞瘤：表现为平扫以低密度为主的不均匀密度肿块；钙化罕见。增强检查大多数病灶呈不均匀强化。

（3）多形性胶质母细胞瘤：平扫呈边界不清的混合密度病灶，周围等密度，中心低密度，可有出血，钙化罕见，周围有中到重度水肿。少数可为多发性，可随脑脊液种植转移。增强扫描，呈显著边界清楚的不均匀强化、环状或花边状不规则强化。

【影像鉴别】

星形细胞肿瘤需与急性脑梗死、脑血肿吸收期、脑挫裂伤、脑炎等鉴别，根据临床病史和影像表现不难作出诊断。

（1）急性脑梗死：急性起病，病变范围多与脑血管供血范围一致。

（2）脑炎：有感染病史，病灶周围水肿明显；增强扫描呈斑片状强化。

【特别提示】

星形细胞瘤是神经系统最常见的肿瘤，约占神经上皮肿瘤的75%。好发于额颞叶和脑干。临床症状主要为癫痫及颅内压增高症状，并可因脑组织受压、浸润或破坏局部脑神经而引起相应的症状。

分类较复杂，依2007年WHO国际脑肿瘤组修正的分类方法，星形细胞肿瘤属于神经上皮性肿瘤，其中弥漫性星形细胞瘤分级标准为WHO Ⅱ级、间变性星形细胞瘤为WHO Ⅲ级、多形性胶质母细胞瘤为WHO Ⅳ级。

二、脑膜瘤

【影像表现】

（1）平扫呈圆或椭圆形的均匀等密度或稍高密度，2%～3%可见瘤内或瘤旁囊变、坏死低密度区，20%～25%伴钙化，部分呈砂粒样。

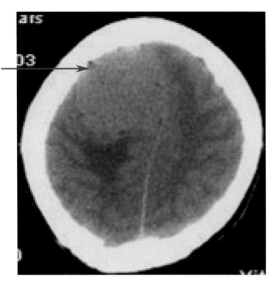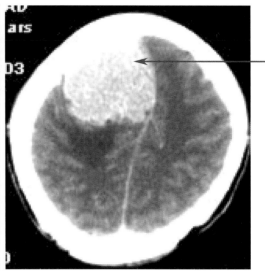

右侧额部颅骨内板下见类圆形略高密度灶，密度较均匀，边缘欠规则，周围可见低密度水肿区，推压临近组织，中线结构向左侧移位，增强扫描，病灶明显强化

（2）周围可有低密度水肿或积液。

（3）邻近骨增生或破坏。

（4）增强扫描：90％以上肿瘤呈显著均匀强化，可见"脑膜尾征"。

【影像鉴别】

（1）鉴别诊断：主要与相应部位的常见肿瘤鉴别，如鞍区脑膜瘤需与垂体瘤鉴别，中颅窝脑膜瘤需与三叉神经鞘瘤鉴别，而后颅窝脑膜瘤需与听神经瘤鉴别，大脑凸面的脑膜瘤需与星形细胞瘤鉴别。

①垂体瘤：其从鞍内向鞍上生长，密度欠均匀，出血、坏死及囊变较常见。

②星形细胞瘤：其强化程度不如脑膜瘤明显，密度不均匀。

（2）结合病人的年龄、性别、临床表现及脑膜瘤影像表现特征，一般不难诊断。

【特别提示】

（1）脑膜瘤起源于脑膜，为常见的颅内肿瘤，多为单发，偶可多发。好发于大脑凸面、矢状窦旁、蝶骨嵴。

（2）定位于脑外非常关键，主要依据：以宽基底与硬脑膜相连，周围见脑脊液环绕，皮质塌陷。肿瘤生发缓慢，血供丰富。

（3）肿瘤长大，可嵌入脑内，脑皮质受压，除恶变者外，一般不浸润至脑实质内，极少数可恶变成脑膜肉瘤。

（4）脑膜瘤因多紧邻颅骨，易引起颅骨增厚、破坏或变薄，甚至穿破颅骨向外生长，使头部局部隆起。

三、垂体瘤

【影像表现】

（1）垂体微腺瘤：平扫可仅有一些间接征象，如鞍底局限性下陷或局限性骨质吸收。增强扫描，微腺瘤强化程度低于邻近正常垂体组织，而呈局限性低密度区，规则或不规则。

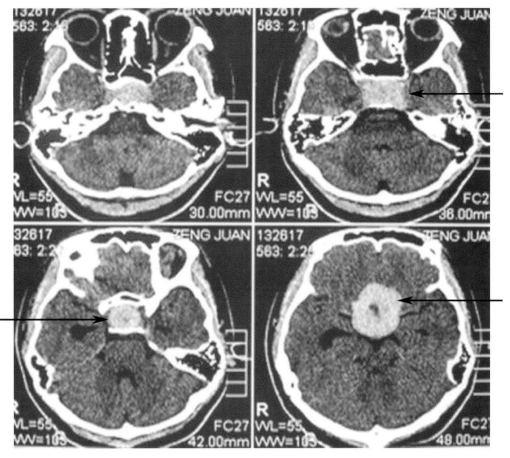

垂体窝内见不规则形异常密度灶，呈较均匀强化，内见低密度区，边界较清，推压邻近组织

（2）垂体大腺瘤：通常引起蝶鞍扩大和鞍底下陷；通过鞍隔向上生长时，由于受到鞍隔的限制而形成对称的切迹，称为"腰身征"或"8"字征；向鞍上生长使鞍上池闭塞，视交叉受压上移；向鞍旁生长使颈内动脉海绵窦段推移向外，甚至闭塞海绵窦，包裹颈内动脉；向下可以侵犯蝶窦和斜坡的骨质。

【影像鉴别】

（1）垂体大腺瘤表现为鞍内、鞍外肿块并有蝶鞍增大，增强检查更为明确，诊断也不困难。

（2）与颅咽管瘤鉴别：颅咽管瘤常见于儿童及青少年，位于鞍上，常表现为囊实性病变，成分复杂，常见钙化，增强扫描呈多环状不规则强化。最主要一点是蝶鞍不扩大，有时能看到受压的垂体。

（3）与脑膜瘤鉴别：主要与鞍旁脑膜瘤相鉴别。鞍旁脑膜瘤常见包绕同侧颈内动脉的海绵窦段并使其狭窄，而垂体腺瘤侵犯鞍旁常引起颈内动脉海绵窦段推压外移。鞍旁脑膜瘤常沿脑膜向周围扩展，可见脑膜尾征。当肿瘤内出现钙化或邻近骨质硬化时应考虑到脑膜瘤。

【特别提示】

（1）垂体腺瘤常称为垂体瘤，是鞍区最常见的肿瘤。

（2）根据肿瘤的大小分为微腺瘤（≤1cm）、大腺瘤（＞1cm）和巨大腺瘤（＞3cm）。侵袭性的垂体瘤边界不清。

四、听神经瘤

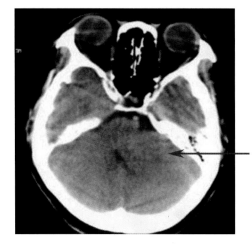

CT 平扫可见左侧桥小脑区略高密度灶，密度较均匀，边界欠清，推压临近组织，第四脑室变窄，左侧桥前池增宽

【影像表现】

（1）CT 平扫多数呈等、低密度肿块。较大肿瘤内可见囊变区。

（2）肿瘤中心位于内听道口，骨窗可以显示内听道扩大呈漏斗状，骨质吸收。较大肿瘤常推压邻近结构，致第 4 脑室及脑干受压移位，幕上可出现不同程度脑积水。

（3）增强后，肿瘤较小时为均匀强化；较大肿瘤实性部分明显强化，强化不均匀。其中微小听神经瘤平扫易漏诊，骨窗示内听道无或轻度扩大，增强后可见明显均匀强化灶。

（4）可见同侧听神经增粗并强化。

【影像鉴别】

应注意与桥小脑角区的脑膜瘤、表皮样囊肿鉴别。

① 脑膜瘤：宽基底附着于脑膜，增强扫描均匀强化，无听神经增粗。

② 表皮样囊肿：增强后无强化，包绕邻近血管、神经。

CT 检查对于发现和诊断突入桥小脑角区的较大听神经瘤并无困难。

【特别提示】

听神经瘤大多起源于听神经前庭支的神经鞘，为良性肿瘤。是常见的颅内肿瘤之一，占颅内肿瘤的 7%～12%，占桥小脑角区肿瘤的 80% 左右。

通常以内听道为中心向桥小脑角生长，微小听神经瘤通常不足 1cm，较大的肿瘤突向桥小脑区，形态多不规则，边界清晰，囊变多见，亦可见坏死，钙化和出血少见。

肿瘤生长缓慢，早期主要表现为耳鸣和听力下降，长大后可出现前庭功能损害，甚至脑积水表现。

五、颅咽管瘤

【影像表现】

（1）平扫：肿瘤为囊性或部分囊性，少数也可完全呈实性。形态多是圆形或类圆形，少数为分叶状。

（2）CT 值变动范围大，囊性部分常呈脑脊液样低密度，若含较多的胆固醇则呈极

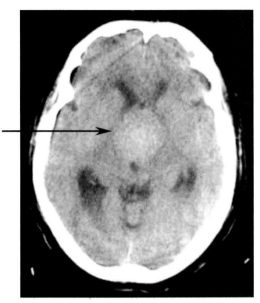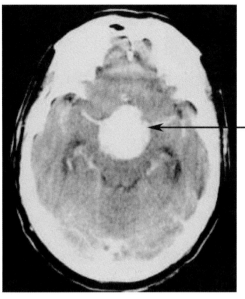

鞍上池区见类圆形明显强化灶，强化较均匀，边界较清，推压临近组织

低密度，或因囊内含有较多的钙或角蛋白而接近等密度或稍高密度。肿瘤的实质部分多呈等密度。肿瘤的钙化发生率较高，尤其易发生于儿童患者，可高达80%。囊性部分多呈蛋壳状钙化，实体部分常呈点状或不规则钙化。蛋壳状钙化常是颅咽管瘤的特征性表现。

（3）增强扫描：肿瘤实性部分可呈均匀或不均匀强化，囊壁亦可出现强化。

【影像鉴别】

需与垂体腺瘤、鞍结节脑膜瘤、鞍区动脉瘤等鉴别。

① 垂体腺瘤：多见于15岁以后，一般不产生颅内高压症状，视力障碍多见；瘤体多突破鞍隔向上生长，典型者可出现"束腰征"。

② 鞍结节脑膜瘤：是较为常见的鞍上肿瘤，多偏向一侧生长。以鞍结节部位的骨质改变为主，累及前床突和蝶骨小翼，增强检查可见"脑膜尾征"。

③ 鞍区动脉瘤：CT平扫为等密度或稍高密度，可见蛋壳样强化，与颅咽管瘤相似，但强化明显。CTA检查可分辨肿瘤与血管的关系。

【特别提示】

关于颅咽管瘤的发病机制有两种学说，一种认为起源于颅咽管的胚胎残余的上皮细胞，另一种认为起源于腺垂体结节部垂体细胞化生的鳞状上皮。好发鞍上池、鞍上区、三脑室。好发年龄为5～10岁，是儿童鞍上肿瘤中最常见的类型。为先天性良性肿瘤。生长缓慢，病程较长。主要表现为内分泌症状、视觉症状及颅内压增高。

六、转移瘤

【影像表现】

（1）CT上，转移瘤多表现为皮髓质交界区的低或等密度肿块。其密度取决于肿瘤细胞成分、肿瘤血供以及有无坏死、囊变和出血、钙化。肺、乳腺、肾、结肠癌的转移多为低密度；淋巴瘤及黑色素瘤常表现为高密度或等密度。转移瘤出血常见于肾癌、乳腺癌、黑色素

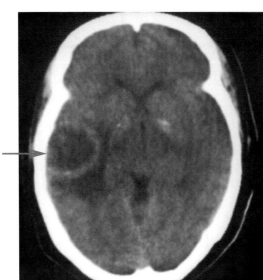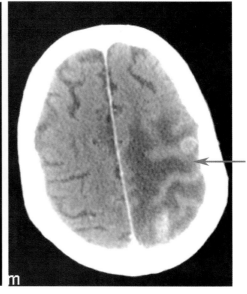

左侧顶叶、右侧颞顶交界区见类圆形异常密度灶，呈环形强化，中心密度较低，周围见大片状低密度水肿区

瘤和绒毛膜上皮癌。转移瘤钙化常见于骨、软骨肉瘤，其他原发瘤少见。

（2）瘤周水肿多明显。由于水肿多为血管性，多累及白质，较少累及灰质。表现为指状分布。

（3）骨窗可显示邻近颅骨受累。

（4）增强扫描有助于转移灶的检出，大多数转移瘤血供丰富，且肿瘤血管无血-脑屏障，强化多明显；呈块状、结节状或环形强化。硬膜病变呈等密度局灶性肿块。

【影像鉴别】

（1）若无原发瘤病史，多发病变应与其他如多发结核灶、多中心性脑胶质瘤等鉴别。

（2）单发转移瘤的诊断较为困难，需与胶质瘤、脑脓肿等病变鉴别。

【特别提示】

CT检查，发现多发结节病灶，位于皮髓质交界区，呈结节状或（和）环状强化，应考虑多发脑转移瘤的可能；若病人有恶性肿瘤史，更支持转移瘤诊断。

第3节　颅脑外伤

一、脑挫裂伤

【影像表现】

（1）脑挫裂伤CT表现为混杂密度，脑水肿为片状低密度区，其内见斑点状或小片状高密度，为出血灶。

（2）病变具有占位效应，边界不清。

（3）病情较重时脑水肿及脑内血肿范围广泛。

【影像鉴别】

根据外伤史及典型CT表现容易作出诊断。

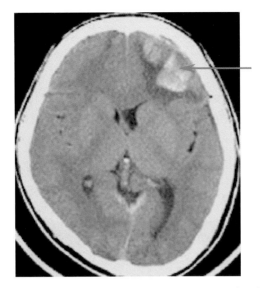

左额叶见片状高低混杂密度灶，边界欠清，轻压周围组织，中线结构无移位

【特别提示】

（1）脑挫伤病理为脑内散在出血灶，静脉瘀血、脑血肿和脑肿胀。

（2）如伴有脑膜、脑或血管撕裂，则为脑裂伤。

（3）二者常合并存在，统称为脑挫裂伤。

二、硬膜外血肿

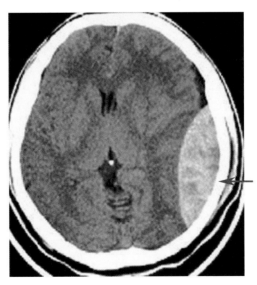

左侧颞、顶交界部颅骨内板下见类半圆形高密度灶，密度欠均匀，边界较清，
推压周围组织，左侧侧脑室受压变窄连同中线结构向右移位

【影像表现】

（1）血肿呈颅板下梭形高密度灶，边缘清晰，密度多较均匀。

（2）病变多位于骨折附近。

（3）因颅缝处硬脑膜与颅板连接紧密，故血肿一般不跨越颅缝。

（4）慢性期血肿往往呈等或低密度，若密度增高，有再出血的可能。

【影像鉴别】

根据外伤史及典型 CT 表现容易作出诊断。

【特别提示】

（1）多由硬脑膜血管损伤所致，脑膜中动脉受累最常见。

（2）血液聚集于硬膜外间隙，因硬膜与颅骨内板粘连紧密，故血肿较局限，呈梭形或双凸透镜形。

三、硬膜下血肿

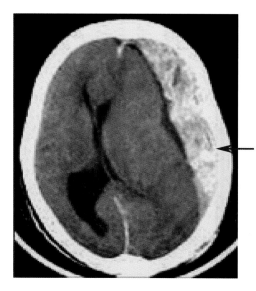

左侧额、颞、顶交界部颅骨内板下见类新月形高密度灶，密度欠均匀，
边界较清，推压周围组织，左侧侧脑室受压变窄连同中线结构向右移位

【影像表现】

（1）急性期血肿呈颅板下新月形或半月形高密度影，边界欠清。

（2）常伴有脑挫裂伤或脑内血肿，脑水肿和占位效应均明显。

（3）亚急性期血肿逐渐变为等密度；有时呈分层状，表现为上部是等密度或略低密度，下部是高密度。

（4）慢性期由于血肿内渗透压逐渐升高，液体不断渗入，故血肿体积增大。此时血肿逐渐变为双凸形或梭形，呈稍高、等、低或混杂密度灶，高密度为新鲜出血所致。

【影像鉴别】

根据病史及典型 CT 表现容易作出诊断。

【特别提示】

（1）多由脑表面桥静脉或静脉窦损伤出血所致，血液聚集于硬膜下腔，沿脑表面广泛分布。

（2）依据受伤时间可分为急性、亚急性及慢性硬膜下血肿。

四、蛛网膜下腔出血

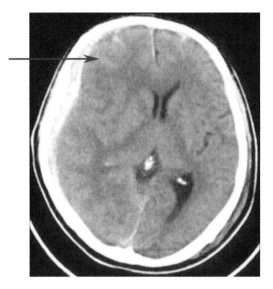

右侧额颞部内板下见带状密度增高影，边界较清，临近脑沟内见密度增高影。中线结构向左移位

【影像表现】

（1）表现为脑沟、脑池、脑裂内密度增高影，可呈铸形。

（2）大脑纵裂出血多见，表现为中线区纵行窄带形高密度影，边缘毛糙呈羽毛状。

（3）蛛网膜下腔出血一般 7 天左右吸收，此时 CT 检查阴性。

【特别提示】

脑外伤患者常见，出血多位于大脑纵裂和脑底池。

五、颅骨骨折

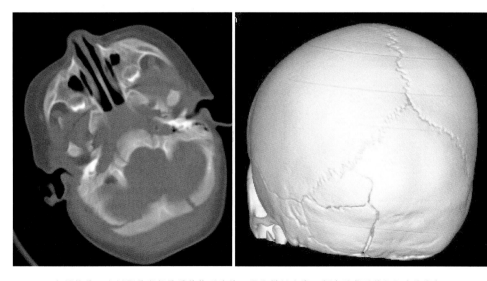

左侧枕骨、右侧颞骨岩部骨质结构不连续，见线样低密度，颅内及邻近软组织少许积气。

CT VR 三维重建可清晰显示线样骨折线

【影像表现】

（1）骨质的连续性中断、移位。

（2）颅缝增宽、分离。

（3）常累及颅底孔道，从而损伤通过的神经、血管。

【影像鉴别】

颅骨骨折需与颅缝、血管沟、蛛网膜颗粒压迹等正常解剖结构鉴别。

（1）颅缝：有特定部位，呈锯齿状，有硬化边。

（2）血管沟：呈条形凹痕，沿血管走行，表面光滑，有硬化边。

（3）蛛网膜颗粒压迹：典型部位在旁矢状窦、横窦，影像表现为颅骨内板局限性凹陷，颅板光滑、无骨质破坏，有硬化边。

【特别提示】

颅骨骨折应根据临床表现重点观察，避免遗漏；三维重建可立体地显示骨折与周围结构的关系，有利于手术治疗时参考。

第4节　颅内感染

脑脓肿

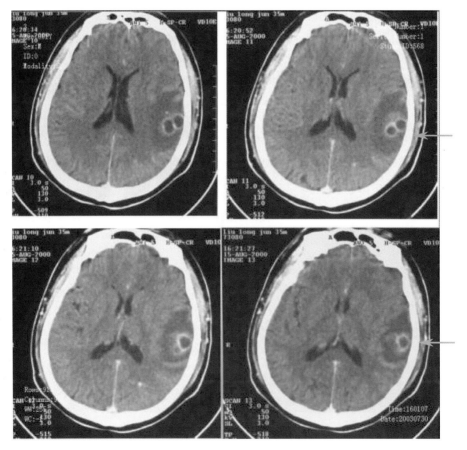

左侧颞顶叶见多个类圆形异常密度灶，呈环形强化，其内密度较低，周围绕以片状低密度水肿区

【影像表现】

（1）CT 扫描：早期为边界模糊的低密度区，这与组织坏死液化、周围组织水肿有关，占位效应不明显。

（2）增强后多为斑片或脑回样强化，约 50％大脑半球脓肿病例有对侧脑室扩大，小脑半球脓肿可出现对侧脑室及三脑室扩大。

（3）4～14 天可为结节或环形强化，可见气体。

（4）环形强化与血脑屏障受损、充血水肿及脓肿壁形成有关。

（5）多发脑脓肿多为圆形、类圆形薄壁环状强化或结节状强化。

【影像鉴别】

（1）与脑囊虫鉴别：脑脓肿多为单发，病灶周围为指状水肿。脑囊虫为多发，周围水肿相对较轻，补体结合试验阳性。

（2）与结脑鉴别：结核杆菌感染多发结节伴有脑积水、脑梗死、血沉加快、脑池密度增加，结核性脓肿壁较厚可有明显强化，常伴脑膜炎及结核瘤。后期可出现结节状钙化。成人少见。

（3）与脑转移瘤鉴别：脑转移瘤平扫多为高密度，增强后显著强化，且多发。肿瘤中央低密度区较脓液密度高，且壁厚、内外缘不光整，可见有壁结节，周围有水肿，占位效应明显。多发的转移瘤常位于皮层及皮层下，壁厚且不规则，水肿为"手掌形"。

（4）与陈旧性血肿鉴别：脑陈旧性血肿有明显外伤史，可为较厚的环形强化，壁不规则，水肿较轻。

（5）与脑淋巴瘤鉴别：淋巴瘤强化明显，常位于脑室周围及基底节区。壁欠完整规则，周围水肿密度更低，较规则。

【特别提示】

病变多位于皮髓交界处，偶在脑深部，炎变区密度较低，但较周围水肿高，边缘模糊，占位效应取决于病变周围水肿情况，明显的占位效应可使脑沟、脑裂、脑池和脑室受压移位，甚至消失。

第 5 节　颅脑先天性畸形及发育异常

一、先天性脑积水

【影像表现】

（1）幕上大脑半球区低密度，CT 值与脑脊液密度相近。

（2）脑室系统及脑沟、裂、池结构一般正常。

【影像鉴别】

（1）重度脑积水：脑室极度扩张，脑实质、枕叶变薄，但脑室轮廓仍然可见。

（2）慢性双侧性巨大硬膜下血肿或水瘤：硬膜下腔极度扩张，其内充满脑脊液。脑实质内移，脑室受压变窄，向中线内聚。

【特别提示】

先天性脑积水患者临床表现为：

（1）出生后数周或数月头颅迅速增大，与面部比例失调。

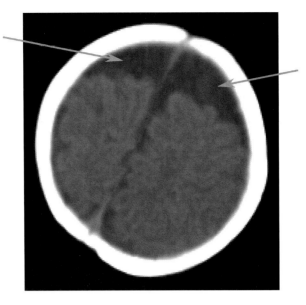

双侧额颞部颅骨内板下见较多脑脊液影，并向纵裂池延伸，局部脑沟较宽。
脑质密度、脑室系统及脑沟、裂、池未见明显异常

（2）吞咽困难，"落日征"，深反射亢进。

（3）颅骨透光试验阳性。

结合临床表现与影像学表现，可作出诊断。

二、蛛网膜囊肿

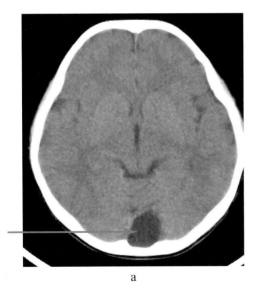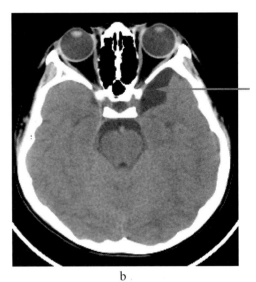

a   b

a：枕大池区后上部见囊状低密度影，边界清，邻近脑质及颅板受压。

b：左侧颞极见囊状低密度影，边界清，邻近颞叶受压

【影像表现】

（1）局部脑裂或脑池扩大，表现为囊状低密度，CT值与脑脊液相近。

（2）囊肿较大时，局部颅骨变薄、膨隆，局部脑组织受压移位，甚至导致脑萎缩。

【影像鉴别】

表皮样囊肿：多位于硬膜外，呈球形，为混杂密度，可有钙化。

三、小脑扁桃体下疝畸形

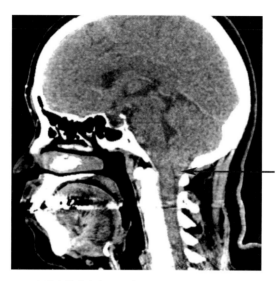

小脑扁桃体变尖、下移，下缘超过枕骨大孔下缘

【影像表现】

（1）小脑扁桃体变尖、下移，下缘超过枕骨大孔下缘。

（2）在横轴位表现为椎管上端脊髓背外侧两卵圆形软组织块影，向上与小脑相延续。

【影像鉴别】

颅压增高所致的小脑扁桃体枕骨大孔疝：扁桃体呈圆锥状下移，嵌入枕骨大孔，且伴有颅内占位病变及颅内高压征象。

【特别提示】

小脑扁桃体低于枕骨大孔 3mm 以内属正常范围，介于 3～5mm 为界限性异常，5mm 以上则为病理状态。

（冯艳 张贝贝）

第2章
头颈部

第1节　眼及眼眶疾病

一、眼眶蜂窝织炎

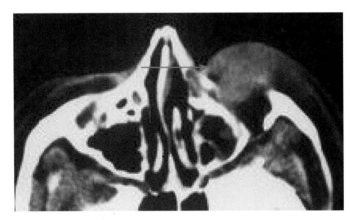

左眼睑肿胀，密度增高，脂肪间隙模糊不清

【影像表现】

影像表现多不具有特异性。根据感染累及范围可分为肌锥内、肌锥外和骨膜下感染，以肌锥外最常见。一般表现为眼眶内和/或外软组织肿胀，眶内正常结构不清，眼球壁增厚，眼外肌增粗，球后脂肪密度增高。

【影像鉴别】

（1）发生于儿童需与视网膜母细胞瘤鉴别，后者多见于5岁以下儿童。分眼内期、青光眼期、眼外期和转移期。有"白瞳症"。眼外期有特征性CT表现，肿瘤内常见不规则钙斑。

（2）成人眶蜂窝织炎需与眼眶恶性肿瘤及炎性假瘤鉴别。眼眶恶性肿瘤可见眶骨骨质破坏等侵袭性表现；弥漫炎症型炎性假瘤病变可广泛无边界，眼外肌增粗、眼环增厚等，但病人症状较蜂窝织炎症状轻，且具有反复发作特点。

【特别提示】

（1）本病是由化脓性细菌感染引起的，金黄色葡萄球菌引起化脓性炎症；流感杆菌引起非化脓性炎症；厌氧链球菌是常见产气杆菌；变形杆菌和大肠杆菌为全身衰弱及免疫功能低下患者蜂窝织炎常见致病菌。

（2）感染途径

① 眶周围结构炎症蔓延：最常见，占全部病例60%～80%。主要为鼻窦炎症侵及眶前

部组织，筛窦炎最常见，其次为额窦炎、上颌窦炎及蝶窦炎；牙周炎及根尖周炎可引起上颌窦前壁脓肿，向上波及眼眶；栓塞性静脉炎经翼静脉丛蔓延；面部及眼睑疖肿、丹毒治疗不及时，急性泪囊炎等均可引起眼眶蜂窝织炎。

② 外伤直接感染：眼眶穿通伤后，伤口处理不当，化脓性细菌直接感染，形成蜂窝织炎。眼眶异物存留未及时取出，尤其是植物性异物，携带细菌多，易感染。

③ 血行感染：身体其他部位化脓灶经血行迁徙至眶内，或脓毒血症时眼眶同时发生炎症。

④ 其他：眼肌手术，视网膜脱离环扎或外加压手术，筋膜炎向眶内脂肪蔓延；细菌性眼内炎眶内蔓延等。

二、炎性假瘤

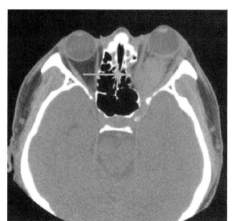
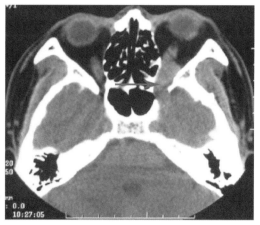

左眼球后肌锥内间隙见软组织块影，边界欠清晰，同侧视神经孔扩大

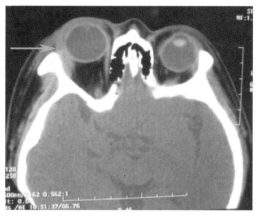

左眼环增厚，外直肌增粗，边界不清

【影像表现】

CT 表现多种多样，分为弥漫炎症型、肿块型、泪腺炎型、肌炎型。

（1）弥漫炎症型：病变广泛无边界，眼外肌增粗（肌腱、肌腹均增粗）、眼环增厚、泪腺肿大、视神经增粗、球后脂肪密度增高。

（2）肿块型：肌锥内外软组织肿块，并伴弥漫炎症的相应改变。

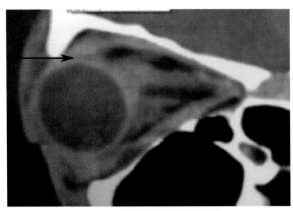
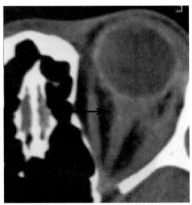

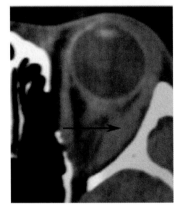

左侧多条眼肌增粗，以外直肌增粗为著，整条眼肌均增粗，
肌腱部分亦弥漫性肥大，并以肌腱近眼球处为主

(3) 肌炎型：一条或数条眼肌增粗，以下直肌和内直肌多见，一般为整条眼肌包括肌腱部分弥漫性肥大，并以肌腱近眼球处为主，边缘模糊。

(4) 泪腺炎型：表现为泪腺肿大，边界多较模糊。

【影像鉴别】

(1) 肌炎型炎性假瘤与 Grave 眼病鉴别：前者增厚的眼肌外形不清，肌腱附着处常增厚，并常有眼环、泪腺等改变；后者外形清楚，以肌腹增厚为主，肌腱一般无受累增粗。

(2) 眼眶蜂窝组织炎：起病急，病程短，症状重，与弥漫型炎性假瘤区别明显。

(3) 眶内肿瘤：良性肿瘤一般包膜完整。海绵状血管瘤具有"渐进性强化"及明显 T_2WI 高信号等特点。转移瘤可表现为眼外肌结节状增粗，向眶内脂肪突出。淋巴瘤可出现眼外肌肌腹和肌腱的增粗，以上直肌或提上睑肌受累多见。淋巴瘤及不典型转移瘤与肿块型炎性假瘤有时鉴别困难，需行活检鉴别。

【特别提示】

(1) 见于任何年龄，男性好发，可单眼或双眼交替急性、亚急性或慢性起病，激素治疗有效但易复发。主要累及眶隔前组织、眼外肌、泪腺、巩膜、视神经束膜，可表现为弥漫型或局限肿块型。

(2) CT 表现多种多样，可表现为弥漫炎症型、肿块型、泪腺炎型、肌炎型。

三、格氏眼病

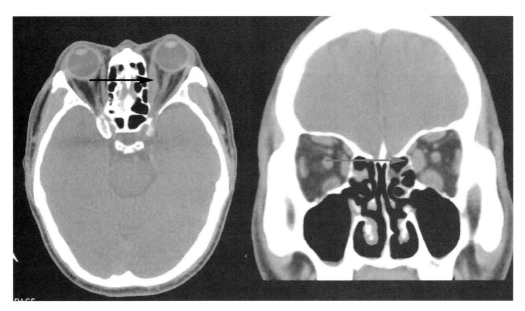

双侧眼球外突，多条眼外肌增粗，以下直肌和内直肌明显，其肌腹部呈梭形肥大，而肌腱处正常

【影像表现】

(1) 两侧多条眼外肌增粗，以下直肌和内直肌最多见。其特征为肌腹部呈梭形肥大，而肌腱处正常。

(2) 单一下直肌肥大的患者，CT 横轴位扫描显示肌锥内软组织肿块影，易误诊为眶尖肿瘤，结合冠状位扫描有助于诊断。

(3) 眶内脂肪增多表现为球后间隙异常清晰，眶隔前移。增强扫描见增粗的眼外肌有明显的强化。

【影像鉴别】

炎性假瘤多为单侧发病，无性别差异，肌腱、肌腹均增大，眼肌附着处的眼环也见受累。

【特别提示】

(1) 多为双侧发病。本病以中年女性多见，男女之比为 1∶3。

(2) 主要病理变化为眼外肌肥厚和眶内脂肪成分增多。发病缓慢，有甲状腺疾病病史。

(3) 临床可表现为甲状腺功能亢进、正常或低下。

四、视网膜母细胞瘤

【影像表现】

CT 平扫：球内实质性肿块，形态类圆或不规则，密度不均，常伴有斑块状或斑点状钙化为其特征性表现。

【影像鉴别】

(1) 原始玻璃体增生症：表现为小眼球，整个玻璃体腔密度增高，但钙化少见。

(2) 视网膜脱离、球内炎及 Coats 病（渗出性视网膜炎）：与弥漫型视网膜母细胞瘤影

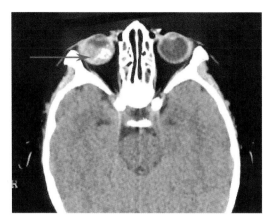

右眼球后部可见肿块影，形态不规则，密度不均，其内可见斑点状钙化

像表现相似，但后者发病年龄小，MRI病灶明显强化，前者则表现为视网膜下积液、视网膜增厚及轻度强化改变。

【特别提示】

（1）多见于3岁以下儿童，在婴幼儿瞳孔中有黄光反射，多为单眼发病，25％为双眼发病。

（2）肿瘤来源于胚胎型视网膜细胞，呈灰白色，质软，常伴坏死；钙化发生率高达80％以上。

五、泪腺肿瘤

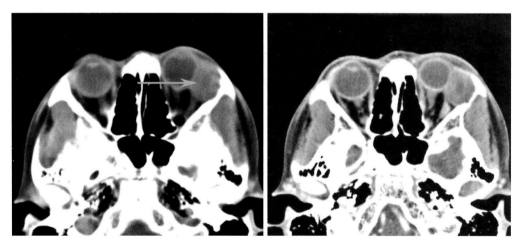

左侧泪腺区见类圆形软组织块影，密度较均匀，边界较清，眶外侧壁呈受压变薄改变，
左眼球内移。诊断：左侧泪腺混合瘤

【影像表现】

（1）良性混合瘤：多为泪腺窝内边界清楚的软组织肿物，呈等密度，增强后均匀强化，泪腺窝骨质压迫变薄。

（2）恶性混合瘤或泪腺癌肿块：边缘不清，密度不均匀，并可见眶壁骨质破坏，增强后不均匀强化。肿瘤可侵犯周围结构。

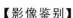

【影像鉴别】

（1）泪腺炎：多表现为泪腺肿胀，边缘模糊，无邻近骨质压迫吸收或破坏表现。

（2）泪腺炎性假瘤：多伴有眼外肌、眼环等其他部位病变。

【特别提示】

（1）本病为眶内肌锥外最常见的肿瘤，多源于泪腺眶部，80%为良性，平均发病年龄约40岁，无明显性别差异。

（2）CT平扫表现为泪腺窝内软组织肿物，良性者泪腺窝骨质压迫变薄；恶性者边缘不清，并可见眶壁骨质破坏及向周围结构侵犯。

六、海绵状血管瘤

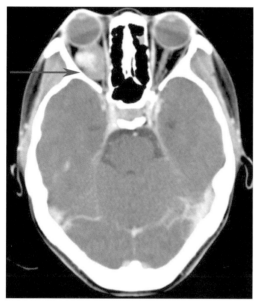
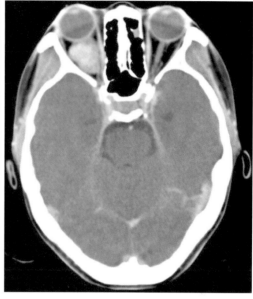

右眼球后方肌锥内间隙见软组织肿块，边界清晰，强化后可见肿块呈渐进性明显强化，眶尖脂肪存在

【影像表现】

（1）肿瘤多位于肌锥内，软组织密度或信号，边界清楚，强化明显。

（2）动脉造影可见眼动脉增粗，眶内有丰富的异常血管或血管团。

（3）增强扫描呈"渐进性强化"，即瘤内首先出现小点状强化，延时扫描强化范围逐渐扩大，直至瘤体均匀显著强化。

（4）早期明显强化，持续时间长也是本病的特点。

【影像鉴别】

神经鞘瘤：为眼球后方肌锥内或外间隙的良性肿瘤，密度较低且不均匀，增强后呈轻、中度快速强化，内一般见无强化坏死或囊变区。

【特别提示】

（1）本病为成人最常见的眶内原发肿瘤，多单侧发病。

（2）其临床表现缺乏特征，常见渐进性轴性眼球突出，后期引起眼球运动障碍。

（3）CT发现肌锥内肿瘤，边界清楚，强化明显，"渐进性强化"，是本病的特点。

七、眼部异物

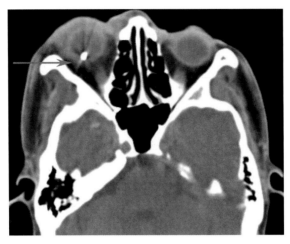

右眼球内见高密度影，并可见放射状金属伪影

【影像表现】

（1）CT 是目前临床上首选检查方法。对不透光和半透光的异物较 X 线平片敏感；对一些合金、合金玻璃碎屑也可发现；对木屑等透光性异物检出效果较差。

（2）金属异物呈高密度影，周围可见放射状伪影。

（3）非金属异物可为高密度，如砂石、玻璃和骨片等，CT 值多在 300HU 以上，一般无放射状伪影；也可为低密度，如植物类、塑料类等，CT 值在 −99～50HU 之间。

【特别提示】

（1）结合眼部外伤史及临床表现，仔细辨别密度差别是确诊的关键。

（2）CT 能发现 0.6mm 的不透光金属异物，如铁质；能发现 1.5mm 的半透光异物，如铝质；对于较小的木质异物显示相对困难。

八、眼眶骨折

【影像表现】

（1）CT 横断以及冠状面、薄层扫描是最准确的检查方法。

（2）直接征象为眶壁或视神经管的骨质连续性中断、粉碎及移位等改变。

（3）间接征象主要为邻近软组织的改变，如眼肌增粗、移位及嵌顿、眶内容物脱出或血肿形成，移位组织可通过骨折处疝入附近鼻窦内。

【特别提示】

（1）结合眼部外伤史，并认识眶区正常骨结构，如眶下孔，筛前、后动脉走行处以及眶壁正常弯曲等改变是正确诊断、避免误诊的关键。

（2）CT 横断以及冠状面、薄层扫描是最准确的检查方法。看到眶壁或视神经管的骨质连续性中断、粉碎及移位等诊断较明确。一些比较隐蔽或微小骨折常需通过薄层图像或通过间接征象来提示存在骨折，如邻近软组织的改变，包括眼肌增粗、移位及嵌顿、眶内局部积气、积血等。

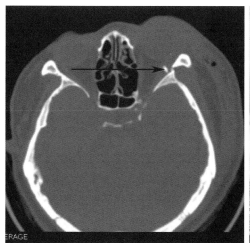
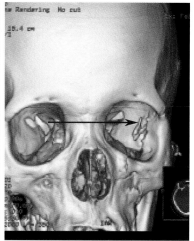

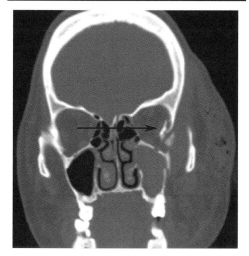

左眶外侧壁骨折，游离骨片向眶内移位

第2节 鼻和鼻窦疾病

一、化脓性鼻窦炎

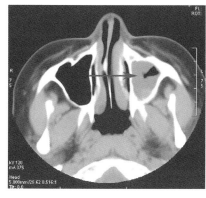
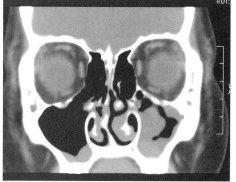

双侧上颌窦内见软组织密度影，以左侧为著，软组织影与窦壁平行，左侧窦壁增厚，下鼻甲肥大

【影像表现】

（1）鼻甲肥大，鼻窦黏膜增厚。

（2）可见与窦壁或分隔表面平行或分叶状的软组织密度影。

（3）分泌物较多时，窦腔内可见水样液体密度，部分可见液平；增强扫描见黏膜强化呈高密度，而分泌物不强化。

（4）骨壁变化：急性期并发骨髓炎时，可见骨质破坏，破坏区边界不清；慢性期可见骨壁硬化增厚。

【影像鉴别】

（1）鼻窦肿瘤：窦腔内实性肿块，强化明显，骨质破坏多见，无流涕及分泌物。

（2）鼻窦囊肿：密度均匀，边界清楚，不随体位变化，邻近骨质大多无异常改变。

【特别提示】

（1）鼻窦炎为最常见的鼻疾病，分急性和慢性。主要继发于鼻腔和牙根尖周感染、外伤骨折等。上颌窦发病率最高，其次是筛窦，常多发。

（2）临床表现为鼻塞，流脓涕，局部压痛，甚至头疼；急性期还可出现畏寒，发热等全身症状。

（3）CT见到与窦壁或分隔表面平行或分叶状等密度影或水样密度病变可以诊断，病变可引起邻近骨质破坏，但较少见；慢性期多可见骨壁硬化增厚。

二、真菌性鼻窦炎

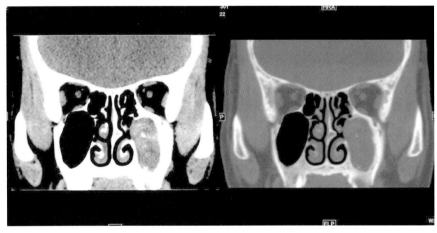

左侧上颌窦内见软组织密度影，内见结节状、小片状高密度。骨窗示左侧上颌窦壁骨质
未见破坏，上颌窦壁骨质增厚，呈增生硬化表现

【影像表现】

（1）病变以单侧或单个鼻窦常见，且多见于上颌窦。

（2）CT表现为窦腔内黏膜增厚或密度不均的软组织影，病史长者可伴有不规则钙化（真菌代谢物钙化），95％为病变中央钙化。

（3）增强扫描呈不均匀强化或不强化。

（4）侵袭性病变可出现窦壁骨质破坏，并向眼眶和颅内扩展。

【影像鉴别】

（1）慢性化脓性鼻窦炎：窦壁骨质增生硬化，可伴黏膜囊肿或息肉形成，增强扫描黏膜线样强化，钙化少见，且常位于病变的周围。

（2）鼻窦恶性肿瘤：可见异常强化软组织肿块，邻近窦壁溶骨性破坏，可侵犯周围及远处转移。

（3）鼻窦息肉：增强扫描多表现为黏膜线样强化，一般无骨质异常改变。

（4）坏死性上颌窦炎：上颌窦可见内软组织密度影，伴有较高密度的血性斑块，呈低密度炎症与高密度出血灶相混杂表现，强化不明显。

【特别提示】

（1）多发于成年人，男女比例相近，多为单侧发病，好发部位为上颌窦。

（2）真菌是一种条件致病菌，当机体抵抗力低下时可侵袭机体引起机会性感染。

（3）鼻真菌病较常见的病原菌是曲霉菌。

（4）临床表现有涕中带血、鼻涕呈霉臭味、混有污秽干酪样物。

三、黏液囊肿

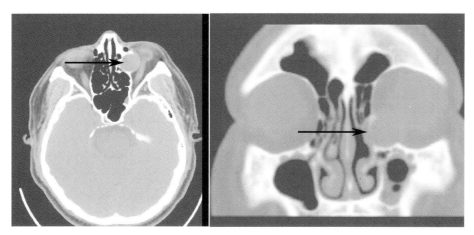

左侧筛窦内见一类圆形囊性肿块影，密度均匀，邻近窦壁受压变薄，局部骨质消失，并向眼眶内突出

【影像表现】

（1）多见于筛窦及额窦，典型表现为窦腔扩大，有环形均匀薄层囊壁包围；窦壁骨质变薄，甚至消失，窦腔类圆形膨胀扩大。

（2）增强扫描内容物无强化，部分囊壁可见增强，尤其是伴有感染时；可侵犯眼眶、鼻腔等结构。

【影像鉴别】

（1）息肉：发病部位不同，鼻腔、鼻窦内均匀软组织密度肿块，一般有粗细不等的蒂，增强扫描黏膜线样强化。

（2）内翻状乳头状瘤：鼻腔外侧壁、鼻甲不规则中等密度肿块，鼻中隔受压移位，鼻外侧壁骨质吸收破坏。窦壁受压、移位、变形，增强呈不均匀强化。

（3）鼻窦恶性肿瘤：异常强化软组织肿物，可伴邻近骨质破坏，骨破坏区一般边界不清。

【特别提示】

（1）由于鼻窦开口阻塞，窦内分泌物长期潴留致窦腔膨胀扩大形成囊性肿块，常见于额窦及筛窦。

（2）临床上早期无症状，增大后可压迫窦壁引起疼痛。

四、黏膜潴留囊肿

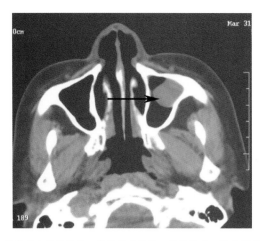

左侧上颌窦内水样密度影，半球形或球形，密度均匀，边界清楚、锐利

【影像表现】

（1）鼻旁窦内水样密度结节影，半球形或球形，密度均匀，边界清楚、锐利。

（2）增强扫描无强化。

【影像鉴别】

（1）息肉：鼻腔、鼻窦内均匀软组织密度肿块，一般有粗细不等的蒂。

（2）内翻状乳头状瘤：鼻腔外侧壁、鼻甲不规则状中等密度肿块，鼻中隔受压移位，鼻外侧壁骨质吸收破坏。窦壁受压、移位、变形，增强呈不均匀强化。

（3）鼻窦恶性肿瘤：异常强化软组织肿物，可伴邻近骨质破坏，骨破坏区一般边界不清。

【特别提示】

（1）可单发或多发，一般较小，不充满窦腔。类圆形，囊肿壁较薄，囊内可为浆液或黏液。

（2）临床一般无症状，大时可有局部胀感、头痛等。

五、鼻及鼻窦息肉

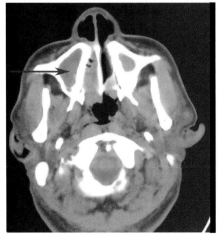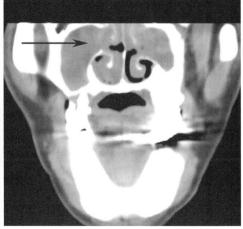

鼻腔、鼻窦内软组织影，密度均匀，右侧上颌窦口扩大

【影像表现】

（1）鼻腔、鼻窦内均匀软组织密度肿块，密度低于鼻甲黏膜。

（2）增强扫描无强化或黏膜线样强化。

（3）有蒂为典型表现；同时伴有同侧鼻窦炎改变；当息肉充满窦腔时，窦壁呈膨胀性改变，偶可见骨质吸收或硬化。

（4）冠状位显示较好。

【影像鉴别】

（1）乳头状瘤：鼻腔内略高密度软组织肿块，不规则结节状，边界清楚，常见钙化；增强后无或轻度强化；可见上颌窦内侧壁等骨质破坏。

（2）上颌窦炎：窦腔内水样密度；增强扫描见黏膜强化呈高密度，而分泌物不强化。

【特别提示】

（1）以窦口鼻道复合体多见。

（2）CT表现为鼻腔、鼻窦内均匀软组织密度肿块，密度低于鼻甲黏膜，增强扫描无强化或黏膜线样强化。

六、内翻乳头状瘤

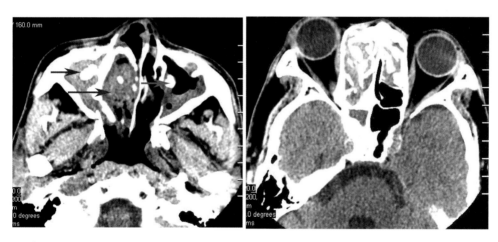

右侧鼻腔内略高密度软组织肿块，边界欠清，其内可见点状钙化（长箭所示）；右上颌窦内侧壁骨质欠完整；窦腔无明显扩大。双侧上颌窦内密度增高，内部可见钙化（短箭所示）

【影像表现】

（1）本病多见于中鼻道鼻腔外侧壁，沿中鼻甲长轴生长，呈分叶状，多累计一侧鼻腔、鼻旁窦，可蔓延到周围鼻窦内。

（2）CT表现为不规则软组织肿块，边缘分叶，密度均匀；瘤体见有气体，称为气泡征，为本病特征性表现。

（3）邻近骨质受压变形、吸收或破坏，上颌窦口常扩大，鼻中隔及鼻甲常受压移位，骨质吸收。

（4）CT增强后可见不均匀脑回状强化。

【影像鉴别】

（1）鼻及鼻窦息肉：鼻腔或鼻窦内光滑的软组织影，密度均匀，有蒂为典型表现；增强后呈轻度线条状强化；同时伴有同侧鼻窦炎改变。

（2）鼻窦恶性肿瘤：鼻窦内不规则的软组织肿块，平扫等密度，密度不均匀，边缘模糊；增强后有强化，形式多样；部分病人骨质有破坏。

【特别提示】

（1）鼻乳头状瘤主要发生在鼻腔和鼻窦。在鼻和鼻窦良性肿瘤中居第二位，约占30％。

（2）男女比例为3：1或更高。青少年虽有发病，但多见于40岁以上，以50～60岁发病率最高。单侧发病。

（3）CT发现鼻腔和同侧鼻窦内，不规则结节状软组织肿块，其内可见点条状钙化，增强后无明显或轻度强化要想到乳头状瘤的诊断。

七、鼻窦恶性肿瘤

（一）嗅神经母细胞瘤

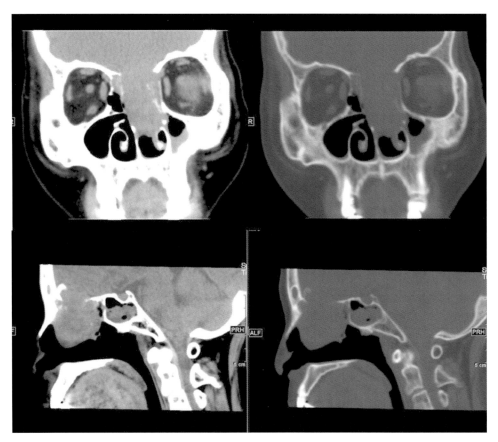

鼻腔顶部-左侧筛窦区软组织密度肿块影，向上达颅内，病变区骨质破坏

【影像表现】

（1）多发生于鼻腔顶部或筛窦内。

（2）CT呈软组织肿块，密度均匀，形态不规则。

（3）随肿瘤的生长可侵及眼眶、颅内等邻近结构，肿瘤侵及骨质可见骨质破坏尤以破坏筛板多见。

（4）增强扫描呈中度-明显强化，强化不均匀，病变内及边缘可见线状、环状或花环状强化。

【影像鉴别】

（1）鼻窦癌：多见于老年患者，可伴有出血、囊变，边界不清，周围骨质弥漫性破坏，广泛累及邻近结构，破坏的骨质边缘毛糙。

（2）鼻腔淋巴瘤：多位于鼻前庭区，常累及鼻背部或面颊部软组织，瘤体轻度均匀强化，骨质破坏轻且局限。

（3）鼻咽部纤维血管瘤：多起源于鼻咽顶壁，多见于15～30岁男性青壮年，早期长入翼腭窝。

（4）嗅沟脑膜瘤：呈圆形或卵圆形，以广基与前颅窝底相连，较少向下发展侵及筛窦。

【特别提示】

（1）可发生于任何年龄，发病高峰在11～20岁及50～60岁，女性略多于男性。

（2）起源于筛板，鼻中隔上1/3，上鼻甲和前组筛窦的嗅神经上皮层，肿瘤生长缓慢，血供丰富。

（3）CT表现肿瘤中心位于鼻腔顶部的肿瘤，侵犯邻近结构，骨质呈侵蚀性破坏应首先考虑为嗅神经母细胞瘤。

（4）肿瘤生长缓慢，预后较好，没有并发症的病例5年以上生存率为50%，最严重的并发症是通过筛板和眼眶侵入颅内和远处转移，即使已侵犯颅内，生存时间仍有2～6年。

（二）鼻窦癌

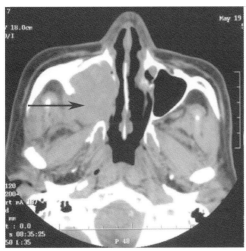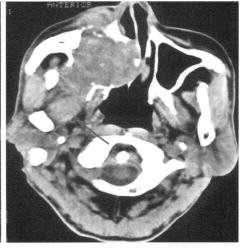

右侧上颌窦内不规则软组织肿块，平扫呈等密度，密度不均，边界欠清；增强后不均匀强化，窦壁破坏，窦腔扩大；肿瘤向内侵入鼻腔，向后外方侵犯颞下窝

【影像表现】

（1）鼻窦内不规则的软组织肿块，平扫等密度，密度不均匀，边缘模糊。

（2）增强后有强化，形式多样。

（3）90%以上病人骨质有破坏，为其诊断的重要征像，最常见为内壁破坏，窦腔膨胀扩大。

（4）肿瘤可向周围结构侵犯，如向内侵入鼻腔，也可破坏前壁，外侧壁以及向上向下侵犯，如后外方脂肪影被肿瘤占据则表明癌肿侵入颞下窝和翼腭窝。

【影像鉴别】

（1）上颌窦炎：鼻甲肥大，鼻窦黏膜增厚；窦腔内水样密度。急性期并发骨髓炎时，见骨质破坏，但临床症状较重；慢性期可见骨壁硬化增厚。

（2）上颌窦囊肿：密度均匀，边界清楚，不随体位变化，邻近窦壁骨质无异常。

（3）内翻性乳头状炎：鼻腔外侧壁、鼻甲不规则状中等密度肿块，鼻中隔受压移位，鼻外侧壁骨质吸收破坏，窦壁受压、移位、变形，增强可呈脑回样强化。

【特别提示】

（1）上颌窦恶性肿瘤最常见，其次为筛窦，原发于蝶窦和额窦的恶性肿瘤少见。

（2）鼻窦癌多数为鳞癌，少数为腺癌、未分化癌等。

（3）早期常局限于窦腔内，多无明显症状；一侧鼻塞、鼻腔排出脓血性鼻涕，经久不愈为一重要症状；晚期肿瘤向周围侵犯生长引起面部疼痛和变形。

（4）CT见鼻窦内不规则的软组织肿块，密度不均匀及骨质有破坏，应考虑其诊断，最常见为内壁破坏，窦腔膨胀扩大；易向周围结构侵犯，如鼻腔、颞下窝、翼腭窝等。

第3节　咽部疾病

一、腺样体肥大

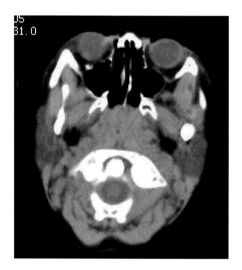

鼻咽顶后壁软组织弥漫性对称性增厚，呈等密度，密度均匀；
与周围邻近结构界线清楚，颅底骨质无破坏

【影像表现】

（1）CT平扫呈等或稍高密度，密度均匀。

（2）增强明显强化。

（3）与周围邻近结构界线清楚，颅底骨质无破坏。

【影像鉴别】

鼻咽部炎症：以黏膜增厚为主，无深层改变。

【特别提示】

（1）腺样体自幼年起逐渐增大，10岁以后开始萎缩。

（2）若腺样体因炎症刺激发生病理增生，称腺样体肥大。

二、鼻咽部纤维血管瘤

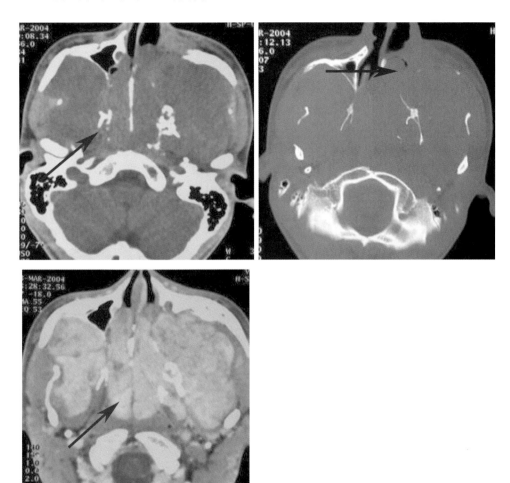

CT 平扫见鼻咽顶部较大软组织肿块，增强明显不均匀强化，边界较清，肿瘤侵犯邻近结构，
部分结构受压、移位，颅底骨质可见破坏

【影像表现】

（1）平扫为鼻咽顶部软组织肿块，等密度，边界清楚，充满鼻咽腔，并经后鼻孔长入充满同侧鼻腔。

（2）增强明显而且延时增强是特点，较小肿瘤强化均匀，较大者强化不均匀。

（3）肿瘤可侵犯邻近结构，邻近结构受压、移位，颅底骨质可见破坏。

【影像鉴别】

（1）鼻咽癌：好发于中老年人，好发于咽隐窝，弥漫浸润生长，与周围组织分界不清，常有颈部淋巴结转移，颅底骨质破坏为不规则状或虫蚀状；鼻咽纤维血管瘤血供极丰富，增强后强化极显著，与周围组织分界较清楚，沿颅底孔隙生长，可呈哑铃状或多头状，颅底骨质受压改变，孔隙变大。

（2）鼻息肉：密度较低，无强化或黏膜线样强化。

（3）淋巴瘤：强化不如鼻咽纤维血管瘤明显，范围相对更广泛。若有全身其他部位淋巴瘤或多发淋巴结肿大更支持淋巴瘤诊断。

【特别提示】

（1）好发于 10～25 岁的男性青少年，瘤内血管丰富，易出血，又称男性青春期出血性鼻咽血管纤维瘤。

（2）肿瘤由丰富的血管组织和纤维组织基质构成，血管壁薄，缺乏弹性，易引起大出血。

（3）本瘤虽属良性，但具有侵袭性，且范围较广泛，不易彻底切除，术后常易复发。

（4）反复大量出血为临床主要症状，若堵塞后鼻孔和咽鼓管咽口，可有鼻塞、耳鸣和听力下降；若侵及骨质，长入邻近结构或压迫颅神经，可产生相应症状。

三、鼻咽癌

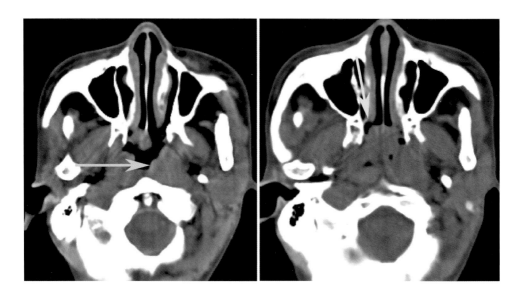

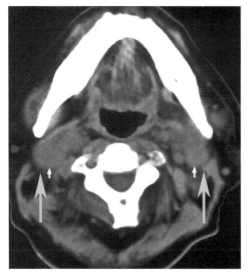

鼻咽腔变形、不对称，左侧咽隐窝消失，鼻咽顶侧壁增厚，可见软组织块影，相应区域黏膜区明显强化（长箭所示），左侧咽旁间隙变窄，颈部可见多发肿大淋巴结影（短箭所示）

【影像表现】

（1）局部软组织肿块：好发于咽隐窝及顶后壁，较小时仅表现为一侧咽隐窝表浅、消失，黏膜增厚，表现凹凸不平。形成肿块，肿块常突入鼻咽腔，致其不对称、狭窄或闭塞。平扫肿块为等密度，增强后轻、中等强化。

（2）深部浸润：向深部侵犯翼内外肌致咽旁间隙变窄或消失；向后外蔓延至颈动脉鞘；向前扩展可填塞后鼻孔、鼻腔，侵犯上颌窦；向上可累及斜坡、蝶窦及筛窦等。

（3）鼻窦、乳突炎症：窦腔黏膜增厚或积液，CT呈低或等密度。

（4）颅底骨质破坏：常见破裂孔、蝶骨大翼、蝶骨体、枕骨斜坡等骨质吸收破坏，破坏区边界不清，正常骨质被肿瘤组织取代。

（5）颅内侵犯：常累及海绵窦、桥小脑角及颞叶等。冠状面最易显示肿瘤自鼻咽部向颅内侵犯情况，增强后颅内病灶明显强化。

（6）颈部淋巴结转移：多为颈深上淋巴结群和咽后外侧淋巴结等，类圆形，CT等密度，中央坏死更低密度，增强后可区分强化的血管和无强化的淋巴结。

【影像鉴别】

（1）鼻咽部纤维血管瘤：临床易有出血症状，腔内生长为主，增强扫描有明显强化。

（2）鼻咽部腺样体肥大：见于儿童，不伴有周围侵犯及破坏征像。

（3）颈部淋巴结结核：临床有结核症状，增强扫描出现环形强化。

（4）鼻咽部炎症：以黏膜增厚为主，无深层改变。

【特别提示】

（1）鼻咽癌起源于鼻咽黏膜上皮，40～60岁好发，男性明显多于女性。

（2）好发于鼻咽的顶壁和侧壁，发病因素与种族、家族因素、EB病毒因素、环境致癌因素等密切相关。

（3）生长方式特点：上行性，侵犯颅底及颅神经，一般无淋巴结转移；下行性，多有颈部淋巴结转移；上下行性，为上述两种情况同时发生。

（4）临床表现：鼻出血或血性鼻涕，头疼及颅神经症状，颈部淋巴结肿大等。

四、下咽癌

【影像表现】

（1）按原发部位分为：梨状窝癌、环后区癌（环状软骨后癌）、咽后壁癌。以梨状窝癌最常见。

（2）梨状窝癌的影像学表现：梨状窝变形、狭窄，壁不规则增厚，有结节状肿块，CT平扫密度稍高；增强CT有明显强化；肿瘤增大可侵犯周围组织。

【特别提示】

下咽癌也称喉咽癌，是指原发于喉外的喉咽部恶性肿瘤。

五、咽腔淋巴瘤

【影像表现】

（1）多表现为咽淋巴环增厚，呈软组织密度，密度均匀，增强扫描呈较均匀中度强化，坏死少。

（2）肿块范围可以较大，跨中心，也可双侧受累。

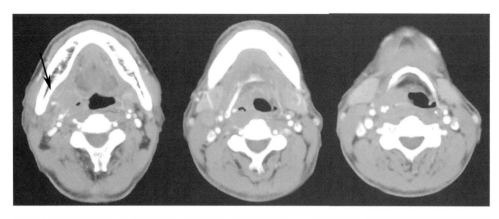

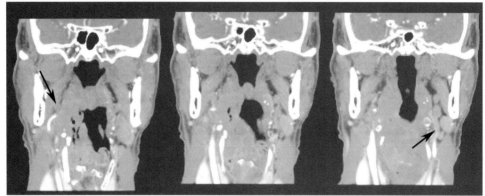

右侧梨状窝变形、狭窄，壁不规则增厚，可见结节状肿块，增强CT有不均匀强化（长箭所示）；
右侧咽旁间隙变窄，模糊，左侧颈动脉鞘间隙见肿大淋巴结（短箭所示）

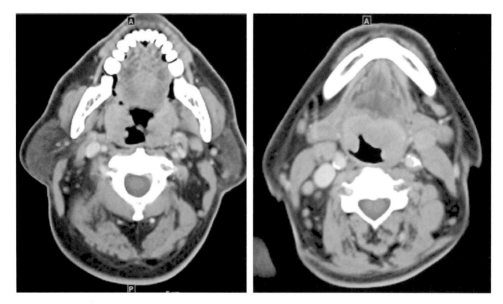

咽淋巴环弥漫性增厚，呈软组织密度，均匀强化，颈部并见增大淋巴结

（3）可伴有颈部及其他部位淋巴结肿大。

【影像鉴别】

咽腔癌：多起源于黏膜层，病变小可见黏膜异常强化；病变较大可坏死，容易有骨质等邻近结构破坏。

【特别提示】

（1）青壮年多见，侵犯范围广泛。

（2）密度均匀，坏死少；鲜有颅底骨质破坏。

第4节　喉部疾病

喉癌

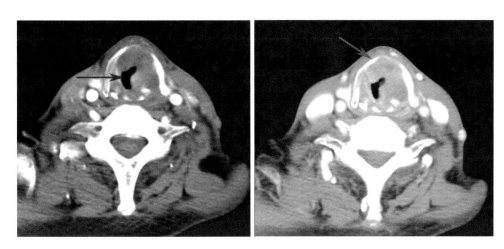

左侧声带明显增厚，呈软组织密度，喉室变窄（长箭所示），病变累及前联合至对侧，甲状软骨板前部破坏（短箭所示）

【影像表现】

（1）声门上型：占30％，发生于会厌、杓会厌皱襞等处，分化差，早期即可出现颈部淋巴结转移，预后差。

（2）声门型：最多见（60％），发生于声带的喉室面，喉室变小。分化好，发展慢，淋巴转移少，预后好。

（3）声门下型：少见，发生于声带下缘到环状软骨下缘之间。

（4）混合型：晚期表现，肿瘤占据整个喉腔。

【影像鉴别】

喉息肉和乳头状瘤：多见于声带前端，病变限于黏膜面，不侵犯深层组织。

【特别提示】

（1）多见于40岁以上男性，多为鳞癌。多发生于声门区，声门上区次之，声门下区最少。

（2）可有咽喉异物感、喉痛、声嘶、呼吸困难、喉部肿块、淋巴结肿大等临床表现。

（3）CT平扫见肿瘤部位软组织不规则增厚和肿块，多为中等密度，界限欠清，增强后可有不同程度强化。

第5节　耳部疾病

一、慢性化脓性中耳乳突炎

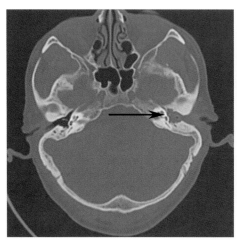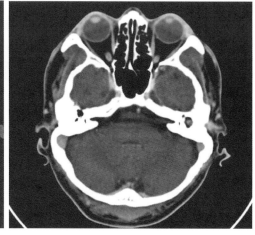

左侧鼓室及乳突窦扩大，中耳及外耳道充满软组织影，中耳内后骨壁破坏

【影像表现】

（1）中耳鼓室和乳突密度增高，边界不清，听小骨模糊。

（2）若有脓肿形成，有时可见液平，气房间隔骨质吸收。

【影像鉴别】

中耳癌：中老年多见。骨破坏边缘不规则呈虫蚀样。常见耳流血，同侧面瘫。

【特别提示】

多由急性炎症迁延所致，为中耳黏膜的慢性化脓性炎症，常有慢性乳突炎。

二、中耳乳突胆脂瘤

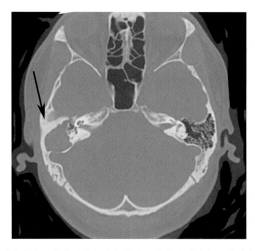

右侧鼓室及乳突窦明显扩大，其内见有软组织肿块，并见骨质破坏，骨破坏区边缘光滑、清晰

【影像表现】

（1）上鼓室、乳突窦入口、乳突窦骨质破坏，边缘锐利清楚，伴软组织肿块。

（2）增强后肿块本身无增强，其周围炎性肉芽组织可环形强化。

（3）较小胆脂瘤可仅表现为 Prussak 间隙（鼓室上隐窝）增宽。听骨链与鼓室盾板破坏，严重者可破坏乙状窦壁、鼓室乳突窦盖、半规管及面神经管等结构。

【影像鉴别】

（1）单纯型中耳炎：无团块状软组织影，多数为黏膜增厚，病灶分布较弥散，无中耳及乳突区骨质破坏。

（2）肉芽肿型中耳炎：为肉芽组织增生性炎性包块，与胆脂瘤所含成分不同，好发于上鼓室及鼓窦入口，骨质破坏不明显，范围小，少有面神经及半规管破坏，与早期小胆脂瘤较难鉴别。

（3）中耳癌：骨质破坏以中耳腔为中心向周围发展，骨质破坏呈虫蚀样，肿块增强时明显强化。

【特别提示】

（1）常见于硬化或板障型乳突之上鼓室，途径乳突窦入口及乳突窦，长入乳突。表现为持续性耳流脓。

（2）多有混合性耳聋，听力损失较重。

（3）CT 见上鼓室、乳突窦入口、乳突窦骨质破坏及软组织肿块，增强后肿块无增强。

三、中耳癌

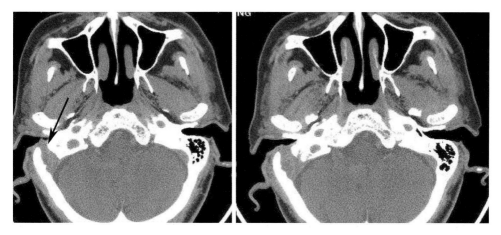

中耳鼓室内软组织肿块，边界不清，密度较均匀，中耳后壁骨质不规则破坏，并侵入颅内

【影像表现】

（1）中耳内软组织肿块，强化明显。

（2）听骨不规则破坏，鼓室壁广泛虫蚀样不规则破坏。

【影像鉴别】

（1）慢性化脓性中耳乳突炎：中耳鼓室和乳突密度增高，若有脓肿形成，有时可见液平，气房间隔骨质吸收。

（2）胆脂瘤：CT 见上鼓室、乳突窦入口、乳突窦骨质破坏及软组织肿块，盾板常破坏，增强后肿块无增强。

【特别提示】

(1) 中耳癌较少见，多为原发，亦可继发于外耳道、鼻咽、颅底或腮腺等处的癌瘤。

(2) 病因不明，因多数有慢性化脓性中耳炎病史，可能与长期刺激有关。

(3) 病理上以鳞状细胞癌为主，腺癌与肉瘤极少。

四、颞骨骨折

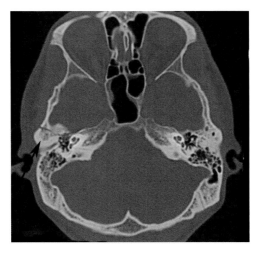

右侧颞骨骨折，可见横行线样低密度影，断端无明显移位

【影像表现】

按骨折线与岩锥长轴的关系，可分为三型。

(1) 纵行骨折：最多见，骨折线与岩骨长轴平行。

(2) 横行骨折，骨折线与岩骨长轴垂直。

(3) 混合型骨折：兼而有之。

(4) 高清 CT 可清楚显示颞骨骨折改变。

【特别提示】

(1) 颞骨骨折以岩部骨折最常见，其骨折线可与岩锥长轴平行（即纵行骨折，占70%～80%）或垂直（即横行骨折，占 10%～20%），也可为混合型（或粉碎性）骨折。

(2) 临床可有外耳道出血、脑脊液耳漏、面瘫、耳聋及眩晕等症状。以岩骨骨折最常见。

(3) 高分辨 CT 对于颞骨骨折的诊断非常有价值，可清楚显示颞骨骨折改变。

(4) 要结合临床，避免遗漏听小骨脱位的诊断。

第6节　口腔颌面部疾病

一、牙源性囊肿

（一）根尖周囊肿

【影像表现】

(1) 以病源牙根尖为中心形成形状较规则、大小不等的圆形或卵圆形低密度病变区，边

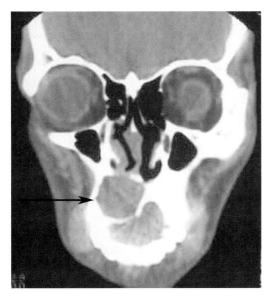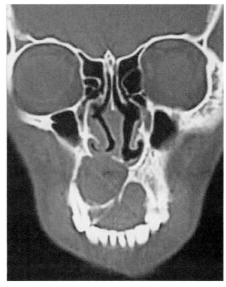

右上颌见一囊性低密度影，边界清晰，骨壁不连续，向内上与鼻腔相通，13牙根位于病变内

缘清晰锐利。

（2）由于囊肿发展缓慢，在囊肿边缘形成一致密的线条影。

（3）牙可被推压移位，牙根偶有吸收。

【影像鉴别】

（1）含牙囊肿：多含有未萌出牙齿，且囊肿包含于未萌牙的牙颈部。

（2）角化囊性瘤：与病源牙无关，多沿颌骨长轴发展，向舌腭侧膨胀为主，牙根吸收较少。

（3）成釉细胞瘤：与病源牙无关，向唇颊侧膨胀为主，可为单房或多房，牙根一般吸收明显，呈特征性截根状。

【特别提示】

（1）是颌骨内最常见的牙源性囊肿，属于炎症性囊肿，常发生于一死髓牙的根尖部。

（2）成年人多见；多发生于前牙。是由于根尖慢性肉芽肿中央发生变性、坏死，周围组织液渗出而形成。

（3）口腔内可发现深龋齿、残根或死龋牙。

（二）含牙囊肿

【影像表现】

（1）颌骨中边缘光滑的类圆形密度减低区，内含有不同发育阶段的未萌出牙。

（2）所含牙之牙冠朝向囊腔，囊腔边缘附着在该牙的牙颈部。

（3）所含牙数目多为一个，少数也可为多个。

（4）囊腔以单囊多见，多囊少见。

（5）周围线状骨质增生硬化，密质骨受压变薄。

【影像鉴别】

（1）根尖周囊肿：多有病源牙，以病源牙根尖为中心形成形状较规则圆形低密度病变区，边缘清晰锐利，并可见致密线样高密度影。

46

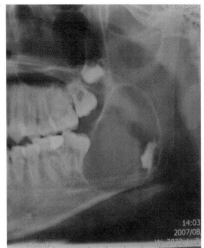
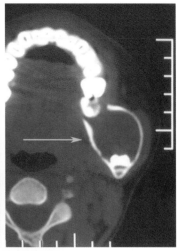
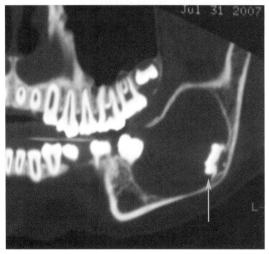

左侧下颌角区见囊性病变，边界清晰（长箭所示），38牙冠朝向囊腔，囊腔边缘附着在该牙的牙颈部（短箭所示）

（2）角化囊性瘤：与病源牙无关，多沿颌骨长轴发展，向舌腭侧膨胀为主，牙根吸收较少。

（3）成釉细胞瘤：与病源牙无关，向唇颊侧膨胀为主，可为单房或多房，牙根一般吸收明显，呈特征性截根状。

【特别提示】

（1）本病属牙源性囊肿，是在牙胚胎期牙体硬组织形成之后，缩余釉上皮和牙冠之间，或缩余釉上皮之间出现液体积聚所致，其囊肿包围着一个未萌出牙的牙冠且囊壁附着于该牙的颈部。

（2）本病又称滤泡囊肿，多发生于上颌尖牙或下颌后磨牙区。

二、牙源性角化囊性瘤

【影像表现】

（1）常沿颌骨长轴生长发展，可单囊或多囊（囊腔大小相差不明显）；可多发；一般向舌腭侧膨胀明显。

（2）可含牙或不含牙，牙根吸收较轻，多呈斜面状。

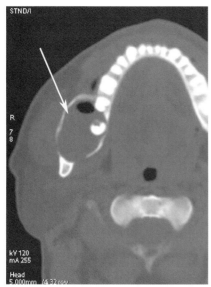

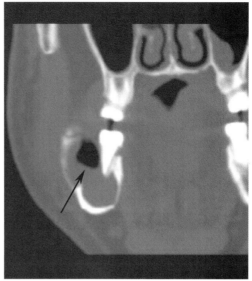

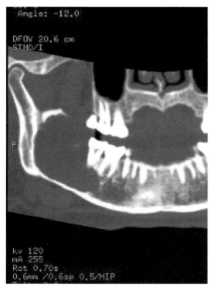

右侧磨牙区见囊性低密度影，病变呈膨胀性，长轴与颌骨长轴一致（长箭所示），
舌侧骨板不完整，其内可见气液平面（短箭所示）

（3）可发生颌骨膨隆，多向舌侧膨隆。

（4）囊肿易继发感染。术后复发率高。

（5）多发者可表现为基底细胞痣综合征。表现为：肋骨异常（分叉肋、肋骨粗细不均、肋骨融合）、脊柱异常（脊柱侧弯、椎体裂）、颅内异常（前、后床突骨质增生或骨桥形成）、颅内异常钙化。

（6）本病可发展为成釉细胞瘤变或恶性变。

【影像鉴别】

（1）根尖周囊肿：以病源牙根尖为中心形成形状较规则圆形低密度病变区，边缘清晰锐利，并可见致密线样高密度影。

（2）含牙囊肿：多含有未萌出牙齿，且囊肿包含于未萌牙的牙冠部。

（3）成釉细胞瘤：肿瘤呈等、低混杂密度，瘤内呈多房性、蜂窝状或单房状，一般向唇颊侧膨胀明显。牙根吸收明显，可呈特征性的截根状。

【特别提示】

（1）下颌（第三磨牙区）多见，上颌较少（多位于上颌结节区），约占全部颌骨囊肿的10%。

（2）影像表现可类似根尖周囊肿、含牙囊肿、成釉细胞瘤。

三、成釉细胞瘤

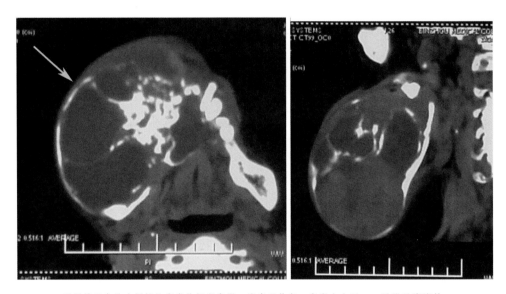

下颌骨正中及右侧部见多囊状低密度影，密度不均匀，房室大小不一，呈明显膨胀性，
以向唇侧为著，部分骨质不连续

【影像表现】

（1）多房型：最多见，分房大小悬殊，大房大、小房小，成群排列，互相重叠。膨胀以唇颊侧为主。无骨膜增生或病理骨折。其内可含牙或不含牙。易向牙槽突浸润生长，牙根被推挤分离，可致牙脱落。病灶内牙根可见锯齿状或截根状吸收。少数出现局部硬化，与感染有关。

（2）蜂窝型：基本相同的小分房，间隔粗厚不规则。纯粹的蜂窝型很少，多数伴有少许大房存在。

（3）单房型：更少，单房状低密度区，边缘有切迹或子囊存在。

【影像鉴别】

（1）根尖周囊肿：以病原牙根尖为中心形成形状较规则圆形低密度病变区，边缘清晰锐利，并可见致密线样高密度影。

（2）含牙囊肿：多含有未萌出牙齿，且囊肿包含于未萌牙的牙冠部。

（3）角化囊性瘤：表现为与颌骨长轴一致的膨胀性病变，以向舌腭侧膨胀为主，牙根吸收以斜面状吸收为主。

【特别提示】

（1）是最常见的牙源性良性肿瘤。主要来源于残余的牙板和造釉器。

（2）80％发生于下颌骨，大多数在磨牙区和升支。

（3）引起颌骨膨胀性破坏，边缘为致密的骨质。可有包膜，但不完整。瘤体为实性或囊性，或兼而有之。

（4）CT 可见颌骨膨大，皮质变薄；肿瘤呈等、低混杂密度，瘤内呈多房性、蜂窝状或单房状；增强扫描肿瘤实质部分明显强化。

四、骨纤维异常增殖症

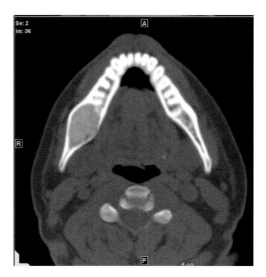

下颌骨体部右区见片状磨玻璃样密度增高影，邻近骨质呈膨胀性改变，骨皮质变薄，连续

【影像表现】

（1）病灶可呈单纯溶骨性、磨玻璃样、有硬化边的单囊性或多囊性改变、丝瓜瓤样改变。

（2）病灶与正常骨之间可呈渐进性移行过渡。

（3）骨皮质变薄但完整，无骨膜反应。

（4）增强扫描可呈轻-中度强化或不强化。

【影像鉴别】

（1）骨瘤：位于额窦、筛窦，成年男性多见，骨窗上多为致密骨影，增强后多不强化。

（2）骨化性纤维瘤：一般呈圆形或椭圆形，有清晰的边界，边缘硬化。

【特别提示】

（1）发病年龄 2～50 岁，但以青少年为主，男女差别不大。

（2）病灶生长缓慢，骨骼成熟之后趋于静止。

（3）治疗以观察为主，极少部分患者可发生恶变。

五、骨化性纤维瘤

【影像表现】

（1）常单发，表现为单房或多房膨胀性肿物，圆形、椭圆形或分叶状。

（2）大部分病灶边界清楚，边缘硬化。

（3）病灶可呈低密度、磨玻璃样密度，其内散在多种形态的钙化或骨化影，内也可见低密度区。

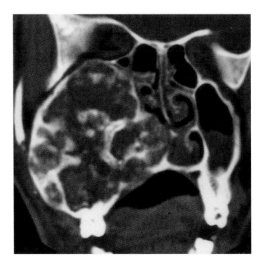

右侧上颌窦区见大片状低密度，边缘硬化，病变内见多发片状、结节状高密度，
邻近骨质呈膨胀性改变，右侧上颌窦变小

【影像鉴别】

（1）骨瘤：多位于额窦、筛窦，成年男性多见，骨窗上多为致密骨影，增强后多不强化。

（2）骨纤维异常增生症：一般多骨受累，边界不清，沿骨长轴生长。

【特别提示】

（1）本病属良性纤维性骨病变的一种，具有向骨质和纤维组织双向分化的特点。

（2）常见于青少年，女性常见，女性与男性比例从8∶1到5∶1不等。

（3）肿瘤生长缓慢，具有局部侵袭性，可发生恶变。

（4）手术是骨化性纤维瘤最有效的治疗手段。

六、腮腺良性肿瘤

（一）腮腺混合瘤

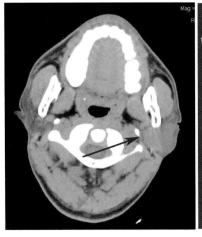
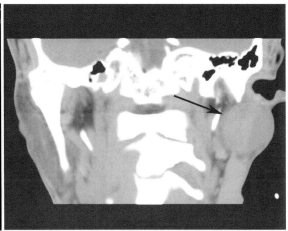

左侧腮腺内类圆形软组织肿块，边缘光滑，界限清楚；瘤内密度不均，可见低密度区，邻近下颌骨未见异常

【影像表现】

（1）腮腺内圆形或椭圆形软组织肿块，边缘光滑，界限清楚。

（2）瘤内可有纤维化、钙化或囊变，导致密度不均匀。

（3）增强后均匀或环形强化，一般呈轻中度延迟强化。

【影像鉴别】

（1）腮腺恶性肿瘤：可根据有无生长加快、变硬、固定、面瘫、溃疡等临床特征相鉴别。此外腮腺恶性肿瘤形态不规则，边界不清，其内极易发生出血、坏死、囊变，呈浸润性生长，边界不清。

（2）腺淋巴瘤：老年男性多见，好发于腮腺浅叶后下极，可多发。增强扫描多较明显强化，呈快进快出强化方式。包绕血管或贴边血管征为其特征性 CT 表现。

【特别提示】

（1）本病又称多形性腺瘤，因瘤内含有多种组织的得名，包括软骨样组织、黏液样组织以及黄色角化物，并可伴有囊变、钙化。

（2）肿瘤多呈圆形或椭圆形，包膜完整。10%可恶变。

（3）中老年女性多见，生长缓慢，质软、韧，活动可。

（4）若肿瘤生长迅速，并出现疼痛、粘连甚至破溃或面瘫症状，应考虑恶变可能。

（5）术中处理不当，术后易复发。

（二）腮腺腺淋巴瘤

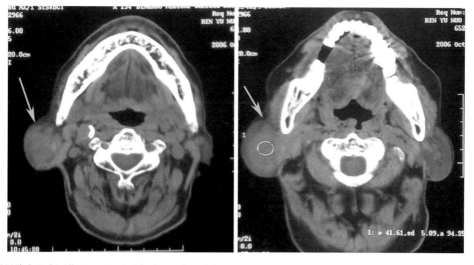

右侧腮腺内见类圆软组织影，边界较清，密度较均匀（长箭所示），其前方可见一小的类圆软组织影（短箭所示）

【影像表现】

（1）肿瘤多位于腮腺后下极。

（2）肿瘤常为多发性，可表现为双侧腮腺肿瘤，也可在一侧出现多个肿瘤。

（3）CT 表现为圆形或卵圆形软组织影，可有分叶或多发小囊状表现。

（4）增强扫描多较明显强化，呈快进快出强化方式。包绕血管或贴边血管征为其特征性 CT 表现。

【影像鉴别】

（1）多形性腺瘤：中老年女性多见，一般呈轻中度延迟强化。

（2）腮腺恶性肿瘤：形态不规则，边界不清，其内极易发生出血、坏死、囊变，呈浸润性生长，边界不清。

【特别提示】

（1）本病多见于男性，男女比例约为 6:1。

（2）好发于年龄在 40～70 岁的中老年。

（3）患者常有吸烟史，其发病可能与吸烟有关。

（4）可有消长史，这是因为腺淋巴瘤由肿瘤性上皮和大量淋巴样间质组成，淋巴样间质很容易发生炎症反应。

（5）肿瘤多位于腮腺浅叶后下极，可能是该部位分布的淋巴结较多所致。

（6）肿瘤常为多发性，99mTc 扫描有"热结节"。

（三）腮腺基底细胞腺瘤

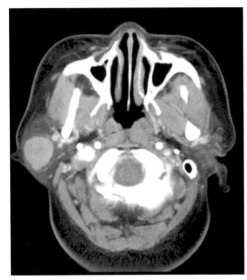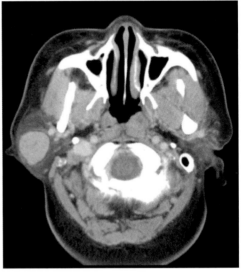

右侧腮腺内见类圆软组织影，边界较清，密度较均匀，呈明显强化，部分区域 CT 值达 100HU 以上

【影像表现】

（1）好发于腮腺浅叶，呈类圆形，边缘较光整，边界清楚。

（2）绝大多数为单发，少数可单侧或双侧多发。

（3）容易规则或不规则囊变。

（4）增强扫描实性部分明显强化，强化程度常达 100HU 以上。

【影像鉴别】

（1）多形性腺瘤：增强扫描强化程度弱于腮腺基底细胞腺瘤，常呈延迟强化。

（2）腺淋巴瘤：大多见于老年男性，与吸烟相关，好发于腮腺浅叶后下极，常多发，增强扫描呈"快进快出"强化的特点，强化程度一般低于基底细胞腺瘤。

（3）腮腺恶性肿瘤：形态不规则，边界不清，其内极易发生出血、坏死、囊变，呈浸润性生长，边界不清。

【特别提示】

（1）多见于女性，男女比例约为 1:2。

（2）好发年龄为 50～60 岁。

（3）肿瘤为上皮源性肿瘤，是涎腺肿瘤中少见的良性肿瘤。

（4）常为无痛性、可移动的肿物，生长缓慢。

（5）手术切除术后，肿瘤有约 32.5% 的复发率，注意随访。

七、腮腺恶性肿瘤

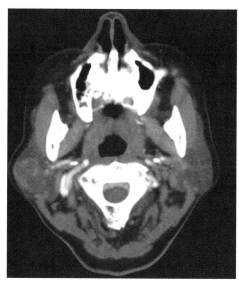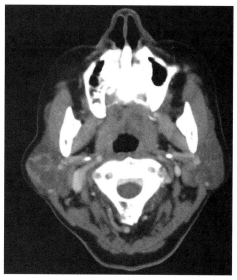

右侧腮腺内见一不规则形异常强化影，形态欠规则，不均匀强化，边缘强化较明显，内见片状低密度区

【影像表现】

（1）低度恶性肿瘤：CT 表现为边界清晰或部分清晰，形态较规则，密度均匀或欠均匀的肿块，强化后密度高于颈部椎旁肌肉密度。

（2）中高度恶性上皮源性肿瘤：CT 多表现为边界模糊不清，形态不规则，密度均匀或不均匀的肿块，强化后密度高于颈部椎旁肌肉密度，常见大片的坏死区，深浅两叶同时累及，易侵犯邻近结构或淋巴转移等。

【影像鉴别】

腮腺良性肿瘤：肿物形态规则、边界清，无面神经及邻近结构受累，无淋巴结等转移。

【特别提示】

（1）多数恶性肿瘤触诊质地较硬、与周围组织粘连及活动受限。

（2）临床上多以耳部周围肿块就诊，部分伴有面神经受累症状，包括疼痛、口角歪斜、额纹消失、不能鼓腮、闭眼等。

（3）活检易造成瘤细胞种植，故影像学检查在术前定位及定性上有非常重要的价值。

第 7 节 颈部疾病

一、颈动脉体瘤

【影像表现】

（1）肿瘤位于颈动脉间隙，以颈总动脉分叉处为中心。

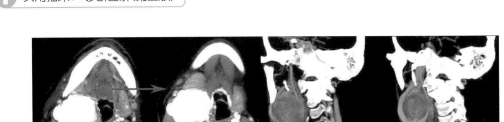

右侧颈总动脉分叉处椭圆形软组织肿块，边界清晰，显著强化。MIP（最大密度投影）重建见肿块位于颈内外动脉分叉处上方，颈内外动脉明显受压，分叉角增大

（2）圆形或椭圆形软组织密度肿物，界限清晰。

（3）增强后明显强化，常接近动脉血管的密度，均匀或不均匀。

（4）颈内和颈外动脉分叉角度增大，或为肿瘤包绕，管腔变窄。

【影像鉴别】

（1）神经纤维瘤和神经鞘瘤：咽旁神经鞘瘤较多见，内部囊变坏死明显，增强扫描强化不如颈动脉体瘤，神经纤维瘤较少见于咽旁间隙。

（2）淋巴结肿大：可致颈动静脉受压移位，但病变常多发，增强后强化程度不如颈动脉体瘤明显。

【特别提示】

（1）本病属于副神经节瘤，是发生于颈动脉体的化学感受器的肿瘤，常见于颈总动脉分叉处。

（2）大体上肿瘤有包膜，表面光滑，有丰富的滋养血管；镜下肿瘤为富含血管性肉芽组织，淋巴或远处转移以及切除后复发是恶性的主要征象。

（3）肿瘤主要由颈外动脉供血，可压迫或包绕颈总动脉和颈内、外动脉。

二、颈部神经鞘瘤

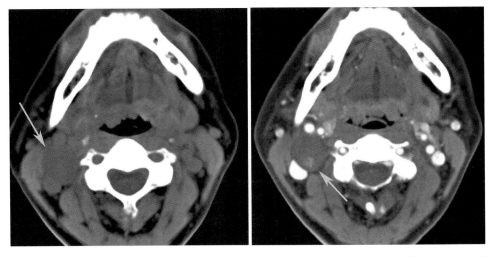

右侧颈动脉鞘区软组织肿块，边界清晰，密度均匀，强化后肿块可见不均匀强化，内见片状低密度无强化区

【影像表现】

（1）肿瘤多位于颈动脉间隙，软组织密度肿块，圆形或椭圆形，边界清楚，中央可伴有坏死、囊变。

（2）增强后实性部分可见较明显强化，囊变区不强化。

【影像鉴别】

颈动脉体瘤：呈均匀明显强化，特定好发于颈内外动脉分叉处，颈内和颈外动脉分叉角度增大。

【特别提示】

（1）起源于神经鞘膜的施万细胞，常见于颈动脉间隙。

（2）大体上肿瘤呈球形或椭圆形，单发，表面光滑，包膜完整，肿瘤较大时可见坏死液化。

三、淋巴管瘤

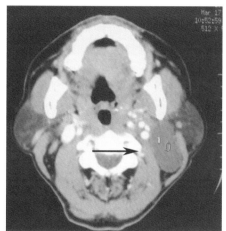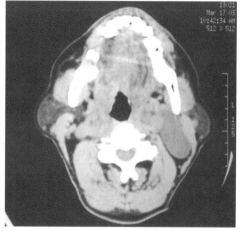

左颈部胸锁乳突肌前内侧见囊性软组织影，边界清，密度均匀，未见强化，病灶呈葡行性顺颈部间隙生长，邻近结构受推移位

【影像表现】

（1）一侧颈部囊性病灶，好发生于胸锁乳突肌前内侧区，容易顺颈部间隙蔓延，圆形或椭圆形，常为多囊。

（2）增强后无强化。

（3）典型者是水样密度，感染后密度可增高，边缘可出现强化。

【影像鉴别】

（1）甲状腺舌管囊肿：表现为颈前正中类圆形囊性病灶，边缘光滑，密度均匀，呈液体密度；无强化。

（2）鳃裂囊肿：系胚胎时期鳃裂的残余组织所形成，常较大，多见于颈侧部的动脉三角区，常有波动感，穿破后，可以长期不愈，形成鳃裂瘘。病灶位置相对局限，膨胀性更明显，一般无分隔。

（3）脂肪瘤：肿块大小不一，呈扁圆形或圆形，边界不清，典型者呈脂肪密度。

【特别提示】

（1）本病也称先天性囊性水瘤。90%发生于2岁以内婴幼儿。

（2）瘤体由增生、扩张及结构紊乱的淋巴管组成，多房，囊壁薄，内含黄色淋巴液。

（3）生长缓慢，呈葡行性顺颈部间隙生长，不超过筋膜间隙，病变向下经颈后三角向腋下和纵隔或向前向口底生长，如果肿块很大，可跨过中线。

四、淋巴结转移瘤

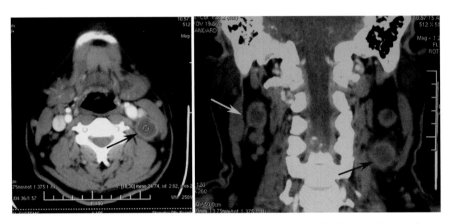

双侧胸锁乳突肌下方见多发软组织结节影，边界较清，较大者呈环状强化，中央坏死、囊变

【影像表现】

（1）颈静脉周围、颈后区等多发大小不等软组织密度肿块，边缘清楚或不清楚，部分融合，直径可达 3～4cm。

（2）增强扫描示实质区轻度强化，伴有中央坏死、囊变的呈环状强化，壁厚而不规则。

（3）可侵犯周围结构。

【影像鉴别】

（1）淋巴管瘤：儿童多见，边界清楚，增强后无强化。

（2）颈部淋巴瘤：肿块常多发，可多个淋巴结融合成团块，较大，平扫呈软组织密度，一般坏死较少，增强扫描示病灶轻-中度均质强化。

【特别提示】

（1）大多数为鳞癌，主要来自口腔、鼻窦、喉、咽等处；腺癌多来自甲状腺、涎腺、鼻腔肿瘤。

（2）多分布于颈内静脉区、胸锁乳突肌周围；锁骨上淋巴结转移多源于胸、腹腔的腺癌。

五、淋巴瘤

【影像表现】

（1）单侧或双侧多发淋巴结肿大，可融合成大的团块，CT 为低密度，坏死少见。

（2）增强扫描示轻-中度较均质强化。

【影像鉴别】

淋巴结转移瘤：多有恶性肿瘤病史，常为多发，部分融合，直径可达 3～4cm，增强后病灶呈轻度强化，中央坏死液化呈环形强化，环壁厚，不规则。

【特别提示】

（1）本病包括霍奇金和非霍奇金淋巴瘤，多见于青壮年。

（2）一侧或双侧发病，以双侧多发、散在淋巴结肿大为多见。

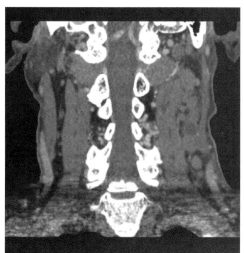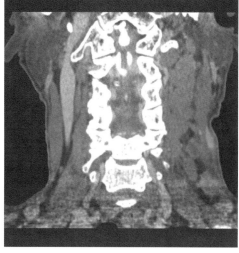

左侧颈部多发软组织结节，部分融合成团，强化后呈大部分均匀强化，部分内见低密度无强化区

六、颈部囊肿

（一）甲状舌管囊肿

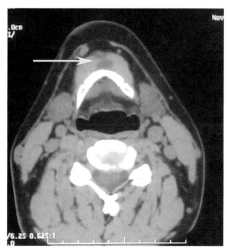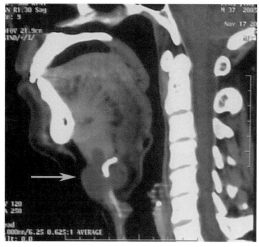

颈前正中类圆形囊性病灶，边缘光滑，密度均匀，呈液体密度；囊肿后缘有一柄状突起，
伸入舌会厌韧带及甲状软骨之后

【影像表现】

（1）颈前正中类圆形囊性病灶，边缘光滑，密度均匀，呈液体密度；无强化。

（2）囊肿后缘有一柄状突起，伸入舌会厌韧带及甲状软骨之后，密度与囊肿相似，为特征性表现。

（3）颈部CT扫描除可了解肿瘤部位、范围外，并有助于明确肿块与颈动脉、颈内静脉等重要结构的关系，为手术治疗提供重要参考依据。

【影像鉴别】

（1）腮裂囊肿：第二腮裂囊肿最常见，发病部位不同，好发于颈前三角区，胸锁乳突肌前内侧。

（2）囊性淋巴管瘤：好发于2岁以内儿童，病灶有向周围组织间隙蔓延生长特性，内可见分隔。

（3）皮样囊肿：多位于中线区，内部含有脂肪较具有特征性。

【特别提示】

（1）本病可发生于任何年龄，但以20岁前多见。

（2）临床表现：囊肿一般在颈前正中线、舌骨下方，多为圆形，表面光滑、边界清楚，无压痛，随吞咽上下移动。

（3）囊内分泌物积聚易继发感染，囊肿破溃或切开引流后形成瘘管，经久不愈。

（二）腮裂囊肿

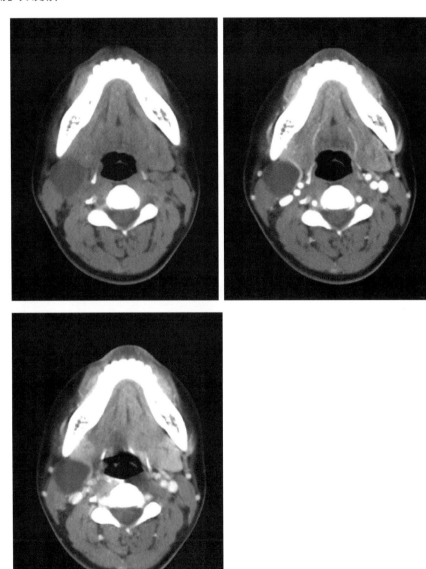

右颈部胸锁乳突肌前方见类椭圆形囊性病灶，边缘光滑，密度均匀，呈液体密度，未见强化，邻近结构呈受压改变

【影像表现】

（1）肿瘤多位于颈前三角区，病变可使颌下腺前移并压迫颈动脉鞘内移。

（2）CT表现为圆形、类圆形的囊性密度影，境界清晰，囊内密度均匀；囊壁薄。

（3）增强扫描：囊壁轻微强化，囊内未见强化。合并感染时囊壁可中度或明显强化。

【影像鉴别】

（1）甲状舌管囊肿：发病部位不同，其多发生在舌骨下至胸骨切迹之间的中线任何部位的正前方或略偏侧旁。

（2）囊性淋巴管瘤：好发于2岁以内儿童，病灶有向周围组织间隙生长特性，内可见分隔。

（3）皮样囊肿：多位于中线区，内部含有脂肪较具有特征性。

【特别提示】

（1）本病可发生于任何年龄，而以儿童最为常见。

（2）是先天性胚胎发育异常所形成的颈侧部囊性肿块。

（3）临床上以第二腮裂发育异常最为多见，其次为第一腮裂囊肿。

（4）常为无意中发现的颈部或腮腺区无痛性肿块，大小不定，生长缓慢。

（5）合并感染可出现红肿、疼痛，严重时出现全身症状，可破裂，形成窦道。

（6）可伴有咽部不适，听力下降，可能与囊肿压迫相关结构有关。

（三）舌下腺囊肿

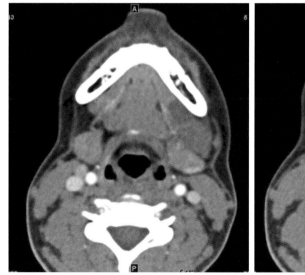
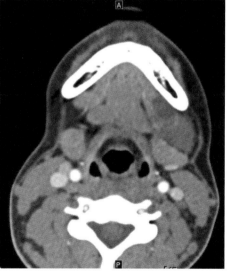

右侧口底见条状低密度，增强扫描病灶大部分区域未见强化，内见线样、分隔样强化，
病灶边界清晰，邻近结构呈受压改变

【影像表现】

（1）肿瘤多位于口底一侧的黏膜下，长大时可越过中线。

（2）CT平扫表现为囊性低密度影，密度均匀；边界清楚，囊壁较薄，壁光滑，部分可有钙化。周围舌下腺及邻近组织及血管受压，界限更清楚。偶可见舌下腺导管扩张。

（3）增强扫描：囊壁线样强化，囊内无强化。

【影像鉴别】

（1）舌下区血管瘤：血管瘤大小相对固定，无反复肿胀史，穿刺可见血液，血管瘤CT平扫密度偏高，与周围组织密度相近。强化明显，可等血池强化，部分见迂曲增粗血管。

（2）脂肪瘤：CT表现为脂肪密度影，无强化。

（3）下颌下区囊性水瘤：多见于婴幼儿，病变容易跨间隙生长，内容易见分隔。

【特别提示】

（1）本病多发于儿童及青少年，有反复破裂、流出蛋清样黏液的病史，但不久后又肿大，是一种黏液囊肿。

（2）本病是一种较为常见的唾液腺黏液囊肿，是由于导管阻塞致唾液潴留、舌下腺导管或腺泡破裂致唾液外漏而形成的。

（3）临床上舌下腺囊肿可分为3型，分别为单纯型（口内型）、口外型（潜突型）、哑铃型（混合型）。

（4）舌下腺囊肿目前最佳的治疗方法是手术治疗，复发少见。

（王萍　刘宇佳）

第 3 章
呼吸系统

第 1 节 气管和支气管疾病

一、气管、支气管异物

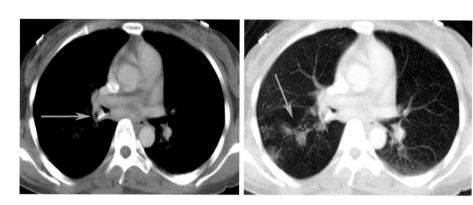

右下叶支气管内高密度异物，远端阻塞性炎症

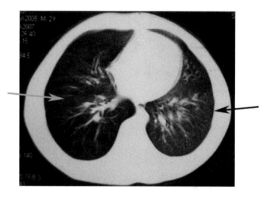

气管异物 CT 片显示两肺野透光度不一致，左肺透亮度较右肺增加，呈轻度气肿表现

【影像表现】

（1）气管异物：气管内见高密度异物，呼气性阻塞。

（2）支气管异物：支气管内高密度异物，引起叶段肺不张、纵隔摆动、阻塞性肺气肿、肺部感染。

【影像鉴别】

根据病史、症状多能诊断。影像学检查目的在于发现异物、定位、了解继发改变。

【特别提示】

（1）多见于 5 岁以下儿童，常见异物为植物性异物、矿物性异物、动物性异物。

（2）CT 可以发现不透 X 线及透 X 线的气管、支气管异物，可明确异物的有无，异物的部位、大小及形态，从而有助于支气管镜下异物的取出。

（3）CT 对异物所引起的早期或轻微继发改变的发现较 X 线敏感，因此在有条件的情况下，可考虑先行 CT 检查。

二、支气管扩张

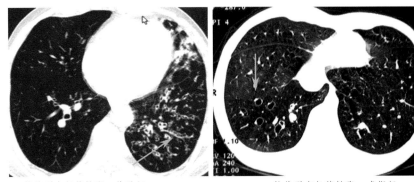

柱状型支气管扩张：轨道征　　　　　　　　柱状型支气管扩张：戒指征

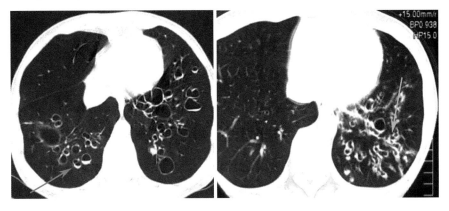

囊状型支气管扩张并感染，囊内见气液平　　　　　　曲张型支气管扩张

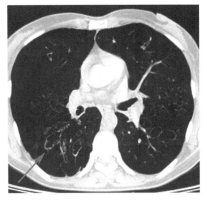

混合型支气管扩张（曲张型和囊状型）

【影像表现】

根据其形态分为：柱状型、囊状型、曲张型和混合型其影像表现如下：

（1）柱状型支气管扩张

① "轨道征"：支气管水平走行，与CT层面平行时的表现。

② "戒指征"：支气管与CT层面呈垂直走行，表现为管壁圆形透亮影。

（2）囊状型支气管扩张：支气管远端呈囊状膨大，成簇的囊状扩张可形成葡萄串状阴影；合并感染，囊内可出现液平及囊壁增厚。

（3）曲张型支气管扩张：支气管壁呈粗细不均的囊柱状改变，壁不规则，可呈念珠状。

（4）混合型：有两型以上表现。

【影像鉴别】

（1）囊状型支气管扩张有时需与多发性肺囊肿及肺气囊等病变鉴别。多发性肺囊肿相对较大，囊壁相对较薄，较少有液平面，可资鉴别。肺气囊多见于金黄色葡萄球菌肺炎，呈多个类圆形的薄壁空腔，其变化快，常伴有肺内浸润病灶或脓肿，且常随炎症吸收而消退，一般不难鉴别。

（2）囊状型支气管扩张还应与组织细胞病X囊状改变和特发性纤维化后期改变相鉴别。组织细胞病X囊状改变伴有结节状阴影，其囊壁较支气管壁厚。肺纤维化后期可呈蜂窝状，其薄壁广泛，但与支气管走行无关。

【特别提示】

高分辨率CT（HRCT）对于支气管扩张的诊断已取代支气管造影，并可确定病变范围及类型。

三、气管憩室

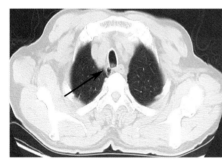
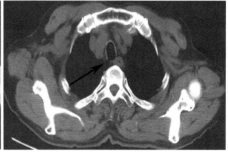

肺窗显示气管右旁含气腔，呈类圆形；纵隔窗显示囊状影无明确壁，周围为纵隔脂肪和食管，气管与囊状影之间可见交通，显示含气囊状影与气管的关系

【影像表现】

（1）多位于T1～T3水平，少数也可见于气管下段和气管分叉处，通常发生于气管右后侧，发生于左侧者少见。

（2）表现为气管壁的局限膨出。

（3）气管旁纵隔内的局限性类圆形含气影，与气管之间可见交通。

【影像鉴别】

本病需与气管受牵拉扭曲形成的假性突出和少量局限纵隔气肿等相鉴别。气管受肺内纤维组织牵拉而明显弯曲，可呈憩室样改变，但此时气管仅扭曲而非形成憩室，结合肺内改变可作出诊断。少量纵隔气肿位于气管旁时可与气管憩室相混淆，前者多呈长条状或类三角形，且常合并皮下气肿。

【特别提示】

薄层扫描及三维重建可更好地显示其结构关系，并作出诊断。

第2节　肺先天性疾病

一、肺隔离症

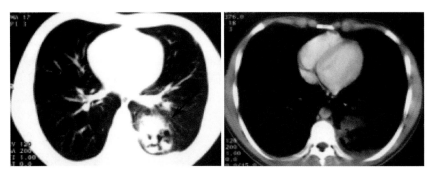

肺内型肺隔离症：左下纵隔肺下叶与横膈之间软组织密度影，密度不均，可见囊状改变

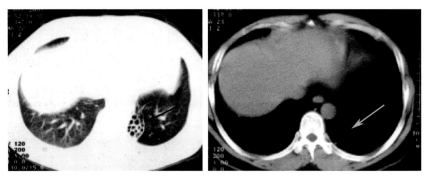

肺外型肺隔离症：左下纵隔肺下叶与横膈之间软组织密度影，见多发小囊

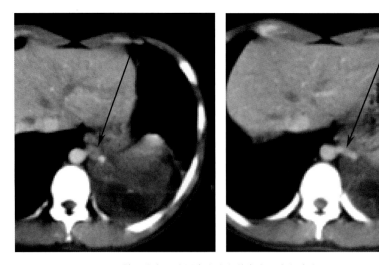

增强检查：肺隔离症的血供来自于胸主动脉

【影像表现】

隔离肺组织常见部位为左下纵隔肺下叶与横膈之间，CT表现随病理解剖不同而不同。

（1）肺叶内型：表现为膈上区肺基底部脊柱旁软组织密度影，密度不均，可见囊状改变，囊内可见气体，继发感染时多见液平。

（2）肺叶外型：边界清楚、密度均匀软组织肿块，少数见多发小囊。

（3）增强检查：不规则强化，可显示供血动脉和引流静脉。

【影像鉴别】

肺隔离症多见于年轻患者，常需与以下疾病进行鉴别。

（1）先天性肺囊肿：发生部位不定，常多发。

（2）肺大泡：常见于肺边缘，皂泡样，壁更薄。

（3）肺脓肿：壁厚，周围炎症明显。

（4）肺癌空洞：壁厚不均匀，内壁不规则。

【特别提示】

（1）多数肺隔离症病人无症状，在体检时偶然发现，如合并感染则表现为呼吸道感染的症状。

（2）好发于两下肺后基底段，尤以左下多见，位于脊柱旁沟，呈三角形或类圆形，其内可见囊状结构；增强检查发现来自体循环系统的血供可确诊。

（3）肺叶内型隔离肺组织与同叶正常的肺组织被同一层胸膜包裹；肺叶外型隔离肺组织具有独立的脏层胸膜包裹。

二、新生儿肺透明膜病

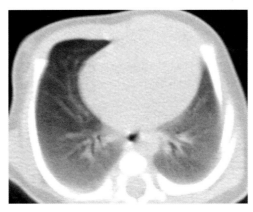

双肺透亮度明显减低，肺密度明显增高，中度磨玻璃样影改变

【影像表现】

（1）轻度：表现为双肺透亮度轻微减低，肺密度轻微略增高，淡薄磨玻璃样影。

（2）中度：表现为双肺透亮度减低，肺密度增高，磨玻璃样影。

（3）重度：表现为双肺透亮度明显减低，肺密度明显增高，重度磨玻璃样影及白肺状改变。

【影像鉴别】

（1）吸入性肺炎：多见于足月儿和过期产儿，有窒息史，胸廓膨隆，肺部有湿啰音。吸入性肺炎一般在两肺下叶范围比较局限，病灶较少，多为斑点、斑片状影，一般有肺气肿，而不是两肺透亮度减低，结合病史可以鉴别。

（2）先天性肺不张：一出生即可表现为呼吸困难、青紫，CT 表现为一侧肺不张，对侧代偿性肺气肿，纵隔移位。

【特别提示】

新生儿肺透明病的病理发展过程及病变严重程度与其 CT 表现有较好的一致性。因此 CT 扫描是比较好的一种检查方法。

第3节 肺部炎症

一、大叶性肺炎

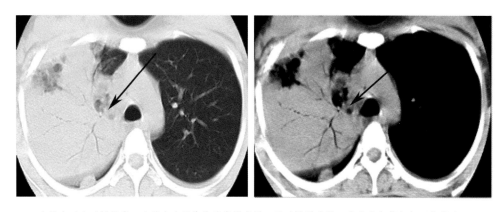

右肺上叶大叶性肺炎：右肺上叶见片状密度增高影，以叶间裂为界，内见支气管气相（长箭头），邻近胸膜肥厚粘连（短箭头），左侧胸膜腔少量积液

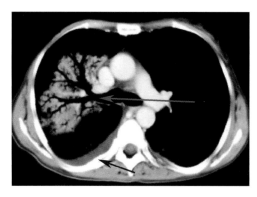

右肺上叶大叶性肺炎实变，可见支气管气相（长箭头），右侧胸膜腔积液（短箭头）

【影像表现】

（1）斑片或大片状密度增高影，边界模糊，呈大叶性或肺段性分布。

（2）病灶密度不均匀，可见含气支气管征，亦称支气管气相，是炎性实变的较可靠的征象。

（3）可伴发肺不张及胸膜炎。

【影像鉴别】

（1）大叶性肺炎实变期应与肺结核、中央型肺癌引起的肺不张以及肺炎型肺癌鉴别，前者病灶内的含气支气管征有助于区别其他阻塞性肺不张。

（2）下叶大叶性肺炎应与胸膜炎鉴别，前者可累及邻近胸膜致胸膜炎症，表现为少量渗出积液。

（3）大叶性肺炎消散期应与浸润型肺结核鉴别。

【特别提示】

（1）本病多见于青壮年，临床上起病急，以突然高热、恶寒、胸痛、咳嗽、咳铁锈色痰为临床特征。

（2）近年来由于抗生素的广泛应用，已很少累及全肺叶，而表现为"不完全性大叶性肺炎"，或仅累及单一肺段，表现为片状或三角状致密影。

（3）实变的肺叶体积通常与正常肺叶相等，消散期呈散在的，大小不一的斑片状阴影，进一步吸收仅见索条状阴影或病灶完全消失。

二、支气管肺炎

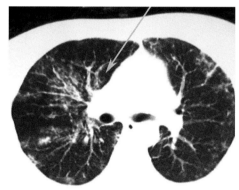
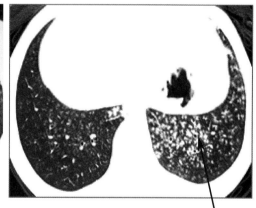

双肺纹理增多、增粗、模糊，沿肺纹理分布小片状密度增高影，可见树丫征

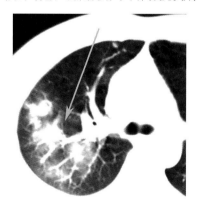

小叶性实变融合成大片状

【影像表现】

（1）肺纹理增多、增粗、模糊。

（2）支气管周围炎即小叶性实变，表现为沿肺纹理分布的斑片状、结节状密度增高影，边缘模糊，密度不均，可出现树丫征，亦可融合成大片状。

（3）小叶性实变的周围常伴阻塞性肺气肿，空洞性病变累及胸膜可出现胸膜腔积液。

【影像鉴别】

支气管肺炎好发于两中下肺的内、中带,病灶沿支气管分布,呈多发散在小的斑片状形态,常合并阻塞性肺气肿或小叶肺不张,结合临床诊断不难。

【特别提示】

(1) 支气管肺炎多见于婴幼儿、老年人及极度衰弱的病人,或手术后以及长期卧床病人,使两肺下部血液淤滞诱发感染。

(2) 支气管肺炎临床表现较重,胸部听诊有中、小水泡音,但发生于极度衰竭的老年人时,因机体反应性差,临床症状可不明显。

(3) CT检查目的为明确迁延、反复者有无并发支气管扩张。

三、间质性肺炎

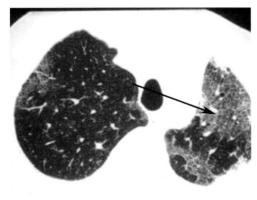

小叶间隔增厚,双肺可见斑片状磨
玻璃密度增高影,边界模糊

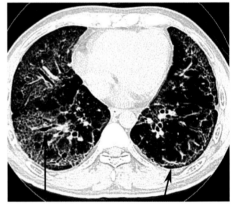

双肺见网格状影,相应支气管扩张(长箭头),
可见胸膜下弧线影(短箭头)

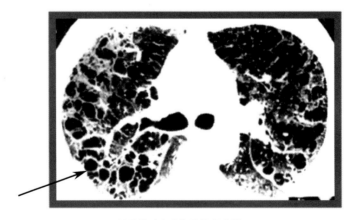

间质性肺炎晚期呈蜂窝状影

【影像表现】

高分辨率CT(HRCT)扫描:

(1) 小叶间隙及叶间胸膜增厚,弥漫分布的小片状或结节状影,磨玻璃密度影。

(2) 支气管血管束异常:形态不规整,粗细不均;牵拉性支气管扩张,胸膜下弧线影。

(3) 蜂窝状影为肺间质纤维化诊断依据。

【影像鉴别】

由于引起间质性炎症的病因很多（如结缔组织疾病、尘肺、朗格罕组织细胞增生症、结节病等），且其影像学表现可相似，应注意鉴别。

【特别提示】

（1）间质性肺炎是肺间质的炎症，可由细菌或病毒感染所致，以病毒感染居多。

（2）除原发的急性传染病症状外，常同时出现气急、发绀、咳嗽、鼻翼扇动等，而呼吸系统体征较少。

（3）病变常广泛累及两肺各叶，且多呈对称性。

四、肺脓肿

（一）急性肺脓肿

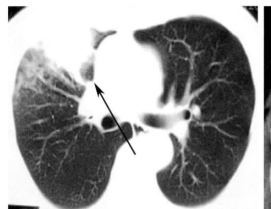
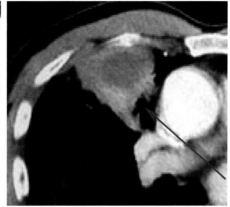

急性期肺脓肿：右肺上叶密度增高影，其内密度不均，可见密度减低区，邻近胸膜增厚粘连

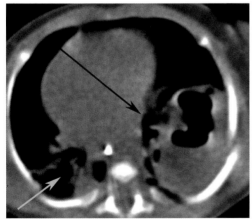
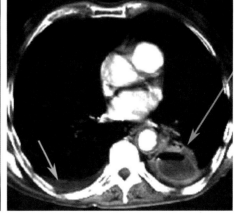

脓肿形成期：左肺见内壁不规则的厚壁空洞，可见气液平(长箭头)，右肺下叶见斑片状密度增高影（短箭头）

脓肿形成期：左肺脓肿形成，洞壁环形强化（长箭头），右侧胸膜腔积液（短箭头）

【影像表现】

（1）早期表现为斑片状或大片状密度增高影，边缘模糊。

（2）空洞形成：当病变中心组织发生坏死、液化时，坏死组织经支气管排出后，形成空洞，新形成的空洞多表现为内壁不规则的厚壁空洞，早期检查洞壁有强化。

（3）病情严重者可侵犯胸膜导致脓胸或脓气胸。

（二）慢性肺脓肿

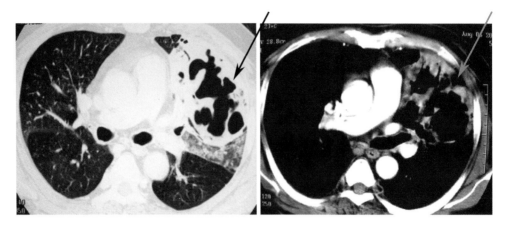

左肺上叶见多房空洞影，内见分隔，增强检查可见空洞壁及分隔强化，周围见密度增高影

【影像表现】

（1）脓肿壁厚，内壁清楚，一般不规则或形成多房空洞。

（2）边缘伴有广泛纤维索条影，可有支气管扩张及肺气肿表现，可伴发脓胸或广泛胸膜增厚。

【影像鉴别】

（1）在肺脓肿形成之前，应与大叶性肺炎鉴别：前者可跨叶分布，后者按肺叶分布。

（2）慢性肺脓肿空洞由于形态不规则，洞壁较厚，应与肺结核空洞、肺癌空洞鉴别。结核空洞多无气-液平面，周围常有卫星灶；肺癌空洞壁厚薄不均，内壁呈结节状凹凸不平，外缘可呈分叶状，常可见毛刺。

【特别提示】

（1）急性肺脓肿发病急剧，有高热、寒战、咳嗽、胸痛等症状，慢性肺脓肿临床多以咳嗽、脓痰或脓血痰、胸痛、消瘦为主要表现。

（2）吸入性肺脓肿多为单发大病灶。血源性肺脓肿多为两侧多发小病灶，且为全身脓毒血症的一部分，患者临床症状较重，且伴有全身其他部位如脑、肝、骨等脓肿形成。

第4节 肺结核

一、原发型肺结核

【影像表现】

（1）原发综合征：由肺内原发病灶、结核性淋巴管炎及淋巴结炎三者组成。肿大淋巴结可压迫支气管等引起肺叶或肺段的不张。

（2）胸内淋巴结结核：常见，可单侧性或两侧性增强后呈中心低密度，边缘环状强化。

【影像鉴别】

淋巴结结核的淋巴结肿大多为一侧肿大，增强检查呈环形强化，肺内多有结核病变，临床上有结核中毒症状，结核菌素试验阳性，应与下述疾病鉴别。

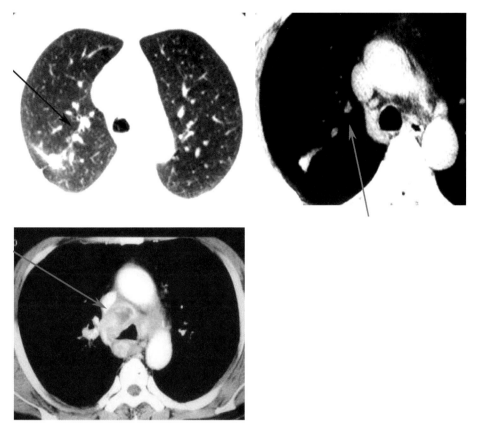

右肺上叶见斑片状密度增高影，于肺门间见线样密度增高影，右肺门见肿大淋巴结，
纵隔内见肿大淋巴结，呈环形强化

（1）结节病：淋巴结肿大具有对称性且以肺门为主，临床表现轻微，且可以自愈，Kveim 试验阳性。

（2）淋巴瘤：肿大淋巴结分布以前纵隔和支气管旁组常见，可融合成块，多见于青年或青少年，次为老年，临床有发热，多有其他部位淋巴结肿大。

（3）转移性淋巴结肿大：其多有原发病灶，多见于老年。

【特别提示】

（1）原发型肺结核指机体初次感染结核菌所引起的肺结核病，最常见于儿童。

（2）原发综合征为原发型肺结核的典型表现，但原发病灶易被吸收或掩盖，而淋巴结内干酪样坏死较严重，其吸收愈合的速度较原发病灶缓慢，当原发病灶吸收时纵隔和/或肺门淋巴结肿大则成为原发型肺结核的重要表现。

二、血行播散型肺结核

【影像表现】

（1）急性血行播散型：发病初期仅见肺纹理增粗，3～4 周后出现大小、密度、分布都均匀的弥漫性粟粒结节，直径 1～2mm，边缘清楚，沿肺血管分布。

（2）慢性血行播散型：病灶不均匀，以两中上肺野分布较多，大小不均，密度不均，部分可见钙化。

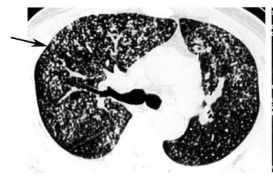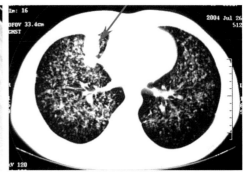

急性期，双肺内见弥漫性沿血管走行分布的粟粒
样结节：其大小、密度、分布较均匀，边界模糊

慢性期，双肺见大小不等结节样，部分呈
斑片状，边界欠清

【影像鉴别】

(1) 砂肺：肺内呈多发或弥漫性小结节，大多直径<10mm，主要见于肺上叶，但其密度较高，且边清，有融合趋势，小叶间隔增厚并伴肺大泡，有粉尘吸入病史。

(2) 转移瘤：病变分布以两肺下叶为主，常较大（直径>5mm），其边清，结合病史及随访观察可明确诊断。

(3) 肺泡细胞瘤：当表现为两肺小结节或小斑片状病变时，应与慢性血行播散型肺结核鉴别。前者多见于中下肺野，且分布不均，可见较大的结节，查痰中癌细胞阳性，后者临床上有较明显的结核中毒症状，抗结核治疗有效。

【特别提示】

(1) 急性血行播散型肺结核是由于多量结核杆菌一次或短时间内数次侵入血液循环引起，多见于儿童及原发型肺结核阶段。

(2) 慢性血行播散型肺结核是由于较少量的结核杆菌在较长时间内多次侵入血液循环所造成，播散的来源大多为泌尿生殖器官或骨关节结核病的病菌侵入静脉而引起。

三、继发型肺结核

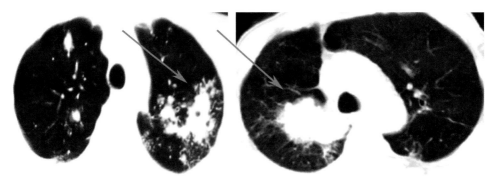

双肺见结节状、斑片状密度增高影，密度不均，部分病
灶内可见小空洞，病灶边缘模糊，邻近肺纹理增粗紊乱

右肺上叶见斑片状密度增高影，病灶周围见纤维索条影，
邻近肺组织透光度增强，纵隔右移

【影像表现】

(1) 渗出浸润为主型：病灶呈结节状或不规则斑片状阴影，密度不均，有时病灶内可见小空洞，病灶边缘模糊，亦可见增殖性病灶，邻近肺纹理可增粗紊乱，常与纤维化并存。

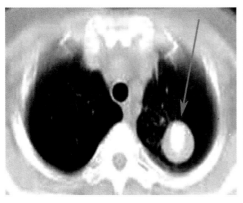 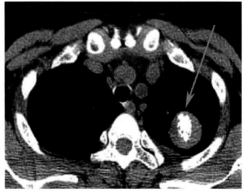

结核球：左肺上叶见类圆形结节影，密度不均，部分钙化，边界较清

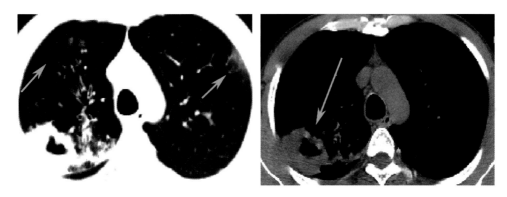

右肺上叶见空洞影（长箭头），其周围见纤维索条影，邻近叶间胸膜及胸膜增厚；双肺上叶亦见斑片状
密度增高影（短箭头），边界模糊

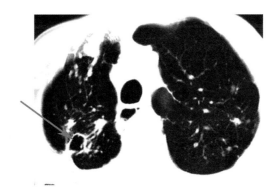

右侧胸廓塌陷，右肺上叶见一个薄壁空洞，内无液平，其周围见纤维索条影，纵隔右移，邻近胸膜增厚

（2）结核球：病灶呈圆形、类圆形，边清，密度不均，中心有时可见低密度影，常见周围的卫星病灶。

（3）空洞为主型：表现为肺段和肺叶高密度影，内可见一个和多个空洞，内无液平，其周围有较多纤维索条影，常见钙化，常伴纵隔移位，邻近胸膜增厚及相应部位的胸廓塌陷。

【影像鉴别】

（1）以渗出浸润为主的应与肺炎鉴别。前者典型部位在上叶尖后段及下叶背段，常伴结核中毒症状，抗结核治疗有效，较容易鉴别。

（2）结核球应与球形肺炎鉴别，后者密度较均匀，一般无钙化，病变周围无卫星灶。还应与周围型肺癌鉴别：周围型肺癌其肿块分叶，毛刺多见，周围多无卫星病灶。

（3）空洞为主型应与癌性空洞鉴别，后者空洞壁厚，且多偏心，壁内缘凹凸不平，有壁结节形成。还应与肺脓肿鉴别，后者起病急，空洞壁较厚，壁内缘光滑，可见液平面，边缘模糊。

【特别提示】

（1）继发型肺结核是肺结核中最常见的类型，大多见于成人，多为已静止的原发病灶的重新活动，偶为外源性再感染，病变趋向局限于肺的局部，多在肺尖，锁骨下区及下叶背段。

（2）由于其影像学表现多种多样，应注意结合病史与相应病变进行鉴别诊断。

第5节　原因不明性肺疾病

一、特发性肺间质纤维化

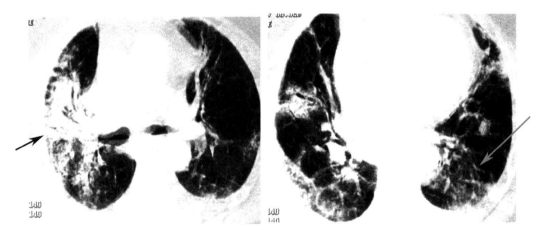

双肺中下叶斑片状摩玻璃样密度增高影，主要分布在胸膜下，有些接近实变

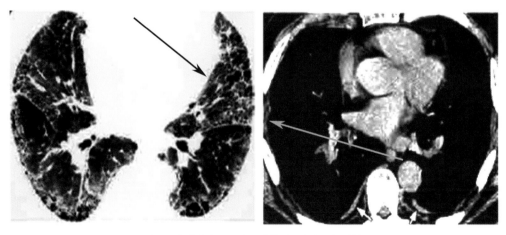

双肺可见纤维索条影，叶间裂增厚及胸膜不规则增厚

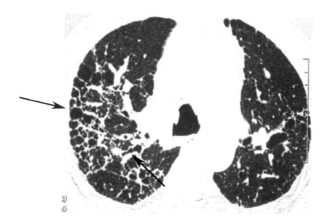

双肺胸膜下广泛蜂窝状影（长箭头），右侧为著，右肺下叶背段可见一支气管轻度扩张（短箭头）

【影像表现】

（1）磨玻璃密度影及实变影。

（2）胸膜下间质纤维化：可见脏层胸膜不规则增厚和叶间裂增厚。

（3）蜂窝征：为直径 5～20mm 的过度透亮区，成囊状或斑片状，好发于胸膜下，晚期呈弥漫分布。

（4）肺气肿，支气管扩张。

【影像鉴别】

蜂窝状影可见于多种慢性肺病变的末期，除特发性肺纤维化外，亦较常出现于结缔组织病的肺内表现或慢性间质性肺炎，单纯依靠 CT 影像表现鉴别这些病变相当困难，应结合临床及实验室检查明确诊断。

【特别提示】

特发性肺间质纤维化是指原因不明的下呼吸道的弥漫性炎症性疾病，其影像学表现无特异性，由于炎症侵犯肺泡壁和邻近的肺泡腔，造成肺泡间隔的增厚和肺纤维化。主要表现为两肺片状、以基底部为主的网状阴影，可有少量磨玻璃状影。在纤维化严重的区域，常有牵引性支气管和细支气管扩张，和（或）胸膜下的蜂窝样改变。

二、结节病

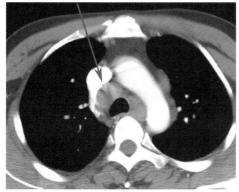
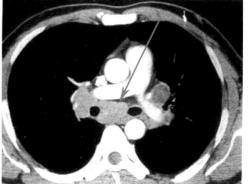

肺门纵隔淋巴结肿大，密度均匀，边界清楚，增强检查呈均匀强化

【影像表现】

胸部结节病通常分为三期：

（1）Ⅰ期：仅有肺门纵隔淋巴结肿大，肿大淋巴结密度均匀、边界清楚，增强检查呈均匀强化。

（2）Ⅱ期：为胸腔内淋巴结肿大及肺部病变，肺部可见结节影或斑块状影。

（3）Ⅲ期：为肺纤维性改变，晚期病例可见支气管血管束扭曲、聚拢或变形，小叶间隔增厚和细小蜂窝影主要见于胸膜下区。

【影像鉴别】

结节病（Ⅰ期、Ⅱ期）应与淋巴结结核、淋巴瘤、转移性纵隔淋巴结肿大进行鉴别；病变发展至纤维化期需与癌性淋巴管炎、间质性肺炎等鉴别。

【特别提示】

（1）结节病为原因不明的多系统肉芽肿性疾病，一般为良性，且具有自限性。

（2）实验室检查：Kveim试验阳性，ACE升高，血、尿钙值升高。

（3）结节病主要表现为两侧肺门淋巴结对称性肿大，常伴纵隔淋巴结肿大肺内病变主要分布于上中肺野、胸膜下区。

第6节　肺良性肿瘤

一、错构瘤

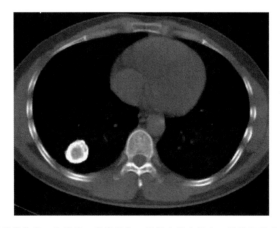

右肺下叶类圆形高密度结节，边界清，密度不均，病灶大部分钙化，边缘更明显，中央密度稍低

【影像表现】

（1）肺错构瘤的发病部位没有特异性，可发生肺的各个叶段，临床上以外周多见。

（2）病灶内有钙化或（和）脂肪密度。

（3）形态规整，成圆形或者卵圆形，边界清晰，少数病灶周围可出现浅分叶，但均为明确的毛刺，尤其是细小的毛刺，部分病变如靠近胸膜可伴有局限性胸膜增厚，但不出现胸膜凹陷征。

【鉴别诊断】

错构瘤应与肺癌、结核球、炎性假瘤及腺瘤鉴别。CT显示结节内有钙化及脂肪密度有助于鉴别。

【特别提示】

从肿块边缘、内部成分和周围结构等多方面综合分析肺错构瘤的 CT 图像，有助于提高诊断的准确性。

二、炎性假瘤

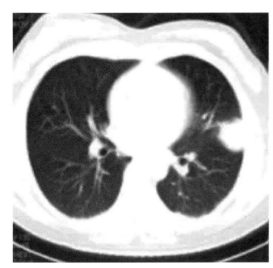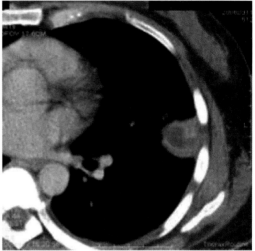

【影像表现】

（1）以双肺下叶多见，并多位于肺的表浅部位。

（2）单发为主，少数可多发。圆形或椭圆形，直径多为 1～6cm，较大者可达 10cm。

（3）边缘多光滑锐利，也可不规则甚至模糊，常有"桃尖征"、"平直征"或"刀切征"及"晕征"。

（4）肿块密度中等偏高，多均匀，有时可见空洞形成，偶有钙化。增强扫描呈明显均匀或不均匀强化，或呈周边强化，并持续强化。

【鉴别诊断】

炎性假瘤应与周围型肺癌、结核球、错构瘤等相鉴别。最佳检查方法为增强 CT。

【特别提示】

（1）好发年龄为 20～40 岁，发病前可有呼吸道感染的病史

（2）"桃尖征"、"平直征"及"晕征"等征象有助于诊断，但并无特异性。

（3）肿物生长多较缓慢，肿物倍增时可长达数年。

第 7 节　肺恶性肿瘤

一、中央型肺癌

【影像表现】

（1）直接征象：支气管管腔狭窄或阻塞，支气管内软组织肿物，支气管壁增厚及支气管周围肿块。

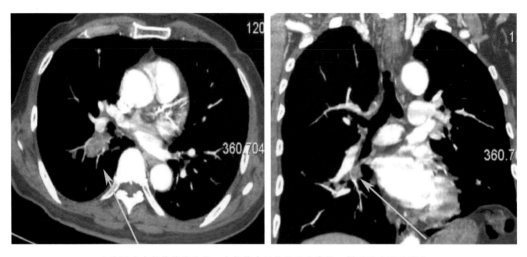

右肺下叶支气管管腔狭窄，支气管内见软组织密度影，增强检查明显强化

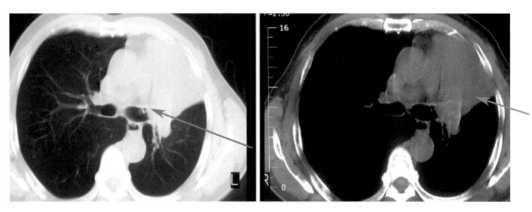

左肺主支气管阻塞，呈截断征，伴相应部位阻塞性肺不张

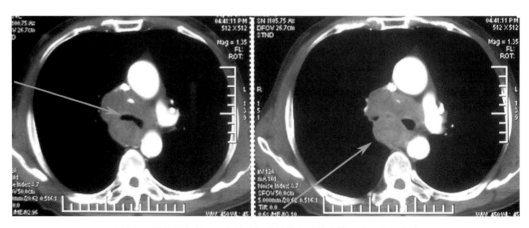

右肺支气管管腔狭窄，右肺门及纵隔见肿大淋巴结影，部分融合成团

　　（2）间接征象：由于肿瘤阻塞中心支气管引起的阻塞性改变，有阻塞性肺气肿、阻塞性肺炎、阻塞性肺不张及支气管扩张。

　　（3）转移表现：肺门及纵隔淋巴结增大。

二、周围型肺癌

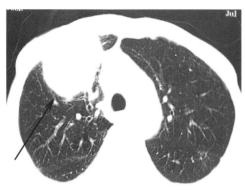
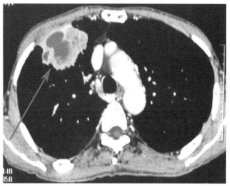

右肺上叶见一软组织肿块影，其内密度不均匀，可见低密度区，形态不规则，可见分叶征，
邻近胸膜增厚粘连；增强检查肿块不均匀强化，中心低密度坏死区不强化

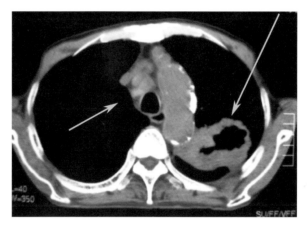

左肺上叶见一偏心型厚壁空洞（长箭头），内壁不光滑，邻近胸膜增厚粘连，
纵隔内可见肿大淋巴结（短箭头）

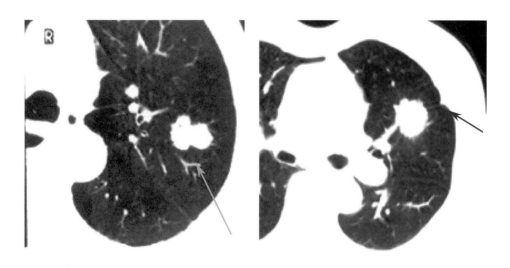

右肺上叶见结节影，形态不规则，可见分叶征（长箭头），边缘亦见毛刺征，邻近胸膜牵拉凹陷（短箭头）

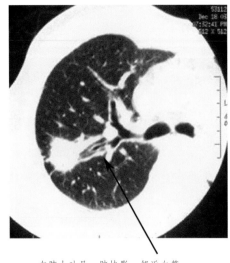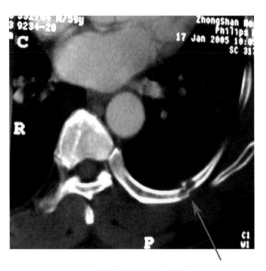

右肺上叶见一肿块影，邻近血管
向其聚拢，可见血管集束征

可见肋骨转移局部骨质
破坏（长箭头）

【影像表现】

（1）肺内结节：主要表现为孤立的肺内结节，肺癌内部密度多不均匀；若出现中心坏死，可形成偏心型厚壁空洞。还可见到结节内的空泡征及空气支气管征，肺癌内钙化少见，为 2%～5%。

（2）分叶征：肿块的轮廓并非纯粹的圆形或椭圆形，表面常呈凹凸不平的多个弧形，形似多个结节融合而成。

（3）毛刺征：肿块边缘不同程度棘状或毛刺样突起，仅见于肿块和肺实质交界面。

（4）胸膜凹陷征：由于癌灶内瘢痕收缩将邻近胸膜牵拉而形成，且靠近胸膜的边缘平直锐利。

（5）血管集束征：指邻近血管向结节聚拢，常可见多根细小血管向结节聚集。

（6）胸膜及胸壁侵犯：较大肺癌可累及邻近胸膜至胸壁，有时可见肋骨破坏，胸膜面小结节。淋巴结及肺内转移征象，肺内转移以两下肺多见。

三、弥漫型肺癌

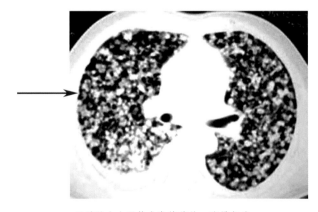

双肺见大小不等多发结节灶，边界欠清

【影像表现】

表现为肺纹理粗、乱，成网状，可见两肺大小不等多发结节灶及片状阴影，肺门及纵隔多处淋巴结增大。

【影像鉴别】

（1）中央型肺癌应与炎性或结核性等原因所致肺不张鉴别。前者诊断依据为支气管壁增厚，支气管腔内结节或腔外肿块，且肺癌常有肺门及纵隔淋巴结肿大。

（2）周围型肺癌应与肺内其他孤立结节鉴别：

① 结核球：边缘光滑清楚，无分叶或分叶较浅，可有点状或斑片状钙化及卫星灶。

② 错构瘤：边缘光滑锐利，有前分叶或无分叶，病变内有脂肪及特征性爆米花样钙化。

③ 炎症：边缘模糊，密度均匀偏低，CT值为20～30Hu，早期明显强化，且增强值常大于60Hu。

出现癌性空洞时还应与结核空洞、肺脓肿鉴别。

（3）弥漫性肺癌应与肺炎鉴别：需行诊断性抗感染治疗，若病灶不吸收，且有淋巴结肿大，应排除肺炎。

【特别提示】

（1）肺癌的主要临床表现为咯血、刺激性咳嗽和胸闷。中央型肺癌的临床症状较周围型明显。

（2）中央型肺癌是指发生于肺段或肺段以上支气管的肺癌，根据肿瘤的生长方式又分为三种病理形态：管内型、管壁型、管外型，中老年患者出现不明原因肺不张高度怀疑肺癌。

（3）周围型肺癌是指肿瘤发生于肺段以下支气管的肺癌，肺上沟瘤是指发生于肺尖部的周围型肺癌又称肺尖癌。

（4）弥漫性肺癌是指肿瘤在肺内弥漫性分布，表现为沿支气管或淋巴管蔓延的肺癌。

四、肺转移瘤

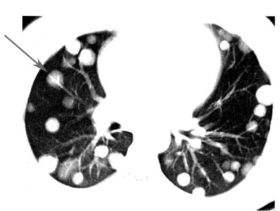

血行转移：双肺见大小不等多发球形结节影，密度较均匀，部分边界模糊，以双肺外周多见

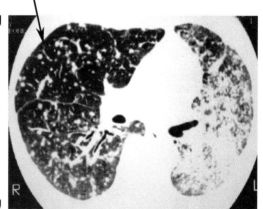

淋巴转移：双肺纹理增多、增粗，可见沿纹理分布的小结节影，纵隔略左移

【影像表现】

（1）血行转移：多发或单发结节，多为球形，密度均匀、大小不等、边缘清楚或模糊，以下肺野及外带肺野多见；转移瘤亦可表现为单发或多发空洞。

（2）淋巴转移：肺纹理增多、增粗，并见沿纹理分布的串珠状小结节影。

【鉴别诊断】

（1）结合原发恶性肿瘤病史，对多发病灶的血行转移瘤和表现典型的淋巴转移诊断不难。

（2）对不提供原发肿瘤病史或原发灶不明的肺内单发血行转移灶诊断较困难，应与肺内良性或恶性肿瘤鉴别。

【特别提示】

（1）肺部是转移瘤最多发的部位，任何恶性肿瘤均可转移到肺，最常见的为肝癌、乳腺癌、胃癌、肾癌等。

（2）以血行转移最常见，其转移灶多出现于肺组织边缘的肺血管末梢部位、肺纹理远端。

（3）由于淋巴回流障碍可引起胸膜腔积液，多为浆液性渗出，如病变侵及胸膜，可出现血性积液。

第8节 肺血液循环障碍性疾病

一、急性肺栓塞

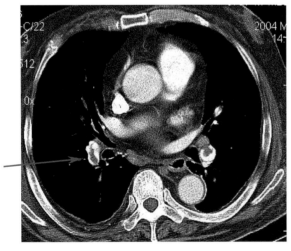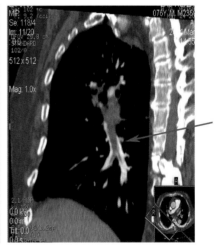

右肺动脉管腔中心见充盈缺损，周围环绕造影剂

【影像表现】

（1）直接征象：肺动脉管腔内有充盈缺损表现，中心部分充盈缺损，周围环绕造影剂；偏心性或附壁性充盈缺损，栓子与管壁呈锐角；当栓子完全栓塞血管，阻塞端可呈杯口状、隆起状等表现，远端动脉分支内无造影剂。

（2）间接征象：出现肺血减少，肺体积缩小，右心房及右心室肥厚、扩张和心包积液等。

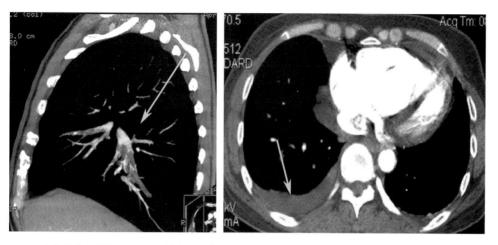

右肺下叶动脉管腔内见充盈缺损（长箭头），栓子完全栓塞血管，远端动脉分支内无造影剂，
右侧胸膜腔积液（短箭头），心包腔内见积液，右心室扩张

二、慢性肺栓塞

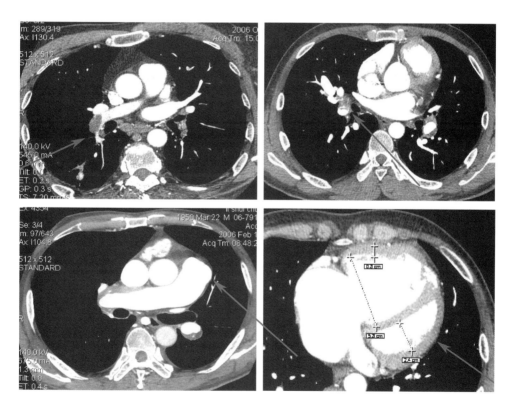

右肺动脉内见充盈缺损，附壁栓子与管壁呈钝角，管径变小，部分血管腔内可见皮瓣样分隔；
肺动脉主干比同层主动脉增粗，右心房及右心室扩大，心室壁增厚

【影像表现】

（1）直接征象：肺动脉内附壁栓子，与管壁呈钝角，10%伴钙化；血管壁不规则增厚，
管径变小或不成比例；血管完全闭塞，管径小于相邻正常血管，血管腔内可见皮瓣样分隔。

（2）间接征象：右心扩大、室壁增厚；中心肺动脉扩张、支气管动脉迂曲扩张（直径＞1.5mm）；盘状肺不张、Mosaic 灌注、小叶间隔增厚等。

【影像鉴别】

肺栓塞应与肺动脉肿瘤鉴别。肿瘤一般单侧发病，多为腔内完全性充盈缺损，多发生于肺动脉和/或中心肺动脉，CT 增强扫描可强化，可向腔外侵犯。

【特别提示】

（1）肺栓塞病人的栓子 90％～95％源自下肢静脉血栓，还可见于由气泡、细菌、脂肪滴或静脉输入的药物颗粒等形成的栓子。

（2）肺动脉大分支或主干栓塞或广泛的肺动脉小分支栓塞可出现严重的呼吸困难、发绀、休克或死亡，故早期明确诊断具有重要的临床意义。

（3）通过 MSCT 可进行多种形式的图像重建，可以更直观观察肺动脉栓塞的情况。

第9节　胸膜病变

一、气胸和液气胸

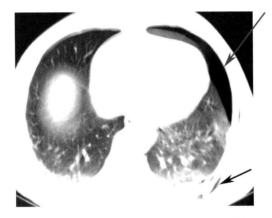

左侧胸膜腔脏层与壁层胸膜间见无肺纹理透光区（长箭头），呈带状，肺组织受压减小，
左胸背部皮下软组织内见积气影（短箭头）

【影像表现】

（1）气胸：脏层与壁层胸膜间见无肺纹理透光区，根据气体量的多少，透光区可呈线状、带状；肺组织不同程度受压，膈肌下降；可合并皮下气肿或纵隔气肿。

（2）液气胸：除气胸表现外，还可见到气液平面。胸膜腔积液亦可为积血。

【影像鉴别】

气胸主要应与肺大泡鉴别：肺大泡位置固定，一般不随体位变化而变化。

【特别提示】

（1）气胸主要见于自发性气胸、外伤性气胸或人工气胸；液气胸多由外伤引起。

（2）气胸及液气胸的主要临床表现为突发的呼吸困难及胸痛。

（3）CT 检查既可明确气体量的多少及其位于胸膜腔的特征，还可以分辨液体密度，同时可能提示产生液气胸的原因。

二、胸膜肥厚、粘连和钙化

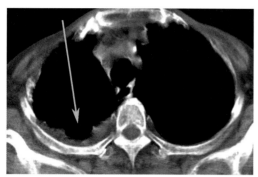 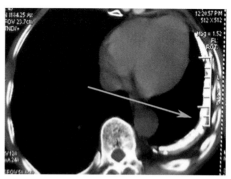

双侧胸膜见局限性软组织密　　　　　左侧胸廓塌陷，左侧胸膜广泛性
度影，以右侧为著　　　　　　　　软组织密度影，大部钙化

【影像表现】

胸膜上局限性或广泛性软组织密度影，当出现粘连时可出现胸膜牵拉征象，可部分或完全钙化。

【影像鉴别】

主要与胸膜肿瘤进行鉴别：胸膜肥厚粘连，常继发于其他疾病，结合病史及其线样或新月形软组织密度影，可做出诊断；胸膜肿瘤多呈结节状，恶性胸膜间皮瘤可伴有胸膜腔积液。

【特别提示】

（1）引起胸膜肥厚、粘连、钙化的原因很多，可以是外伤、感染、尘肺及结缔组织病等。

（2）胸膜肥厚是由纤维素的沉积及肉芽组织增生引起，当出现钙盐沉积时，可出现钙化。

（3）CT可以显示轻微的胸膜肥厚、粘连和钙化。

三、胸膜肿瘤

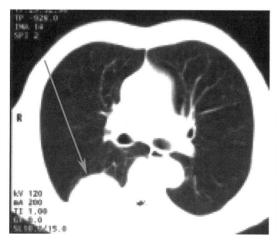 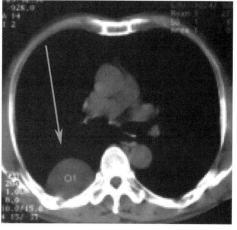

原发性局限型：右侧胸膜见一软组织肿块，呈类圆形，边缘光滑锐利，邻近骨质无破坏

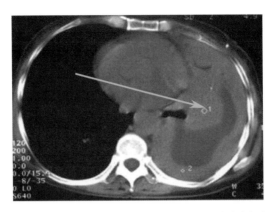

原发性弥漫型：左侧胸膜广泛性不规则状增厚，伴有胸腔积液，纵隔略左移，左侧胸廓略塌陷

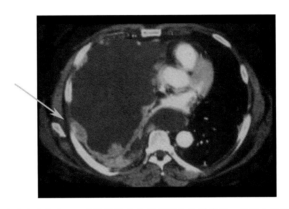

继发性：肺癌胸膜转移，可见胸膜散在的不规则结节样增厚，并见大量胸膜腔积液

【影像表现】

(1) 原发性：较少见，主要是间皮瘤。

① 局限型胸膜间皮瘤：良性单发，表现为胸膜上孤立的软组织肿块呈类圆形或分叶状，边缘光滑锐利，可有瘤蒂。

② 弥漫型胸膜间皮瘤：为恶性间皮瘤，表现为胸膜广泛的结节状或不规则状增厚，伴有胸腔积液，多伴有纵隔肿大淋巴结，肋骨和椎体破坏。

(2) 继发性：常指胸膜转移瘤，主要见于肺癌、乳腺癌、胃肠道肿瘤等转移。CT 检查可仅见大量胸膜腔积液，部分可见胸膜散在结节影或胸膜不规则结节样增厚，伴纵隔内肿大淋巴结。

【影像鉴别】

(1) 原发性胸膜间皮瘤良性单发者需与包裹性积液机化后相鉴别，后者既往有胸膜腔积液病史。

(2) 恶性间皮瘤应与胸膜转移瘤相鉴别，后者多有原发癌病史；还应与肉瘤、淋巴瘤相鉴别，必要时需行胸膜活检确诊。

【特别提示】

恶性胸膜间皮瘤有时难与胸膜转移瘤相鉴别，必要时可依据胸腔积液细胞学检查和/或胸膜活检明确诊断。

第 10 节　纵隔疾病

一、胸腺瘤

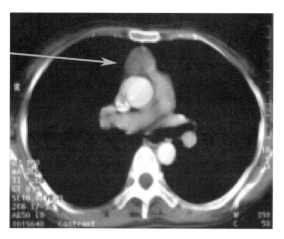

非侵袭性胸腺瘤：前纵隔见一较均匀强化的类圆形软组织肿块，包膜完整，与邻近组织分界较清

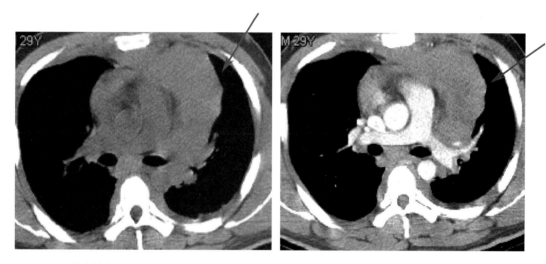

侵袭性胸腺瘤：前纵隔肿块影，形态不规则，边界欠清，增强检查肿块与邻近组织分界欠清，
周围血管略受压，双侧胸膜腔积液

【影像表现】

（1）非侵袭性：呈良性特征，前纵隔软组织肿块，密度均匀，包膜完整，与邻近组织分界较清；胸腺瘤可完全呈囊性，为胸腺囊肿。

（2）侵袭性：呈恶性特征时则包膜不完整，侵及邻近组织，可具有以下特征：

① 有分叶征或毛刺征；

② 密度不均匀，可有坏死、囊变、出血；

③ 邻近组织间脂肪层消失；

④ 纵隔内组织受压变形。

⑤ 侵及胸膜可出现胸膜结节和胸膜腔积液，侵及心包可出现心包膜结节和心包腔积液。

【影像鉴别】

胸腺瘤是前纵隔最常见肿瘤，应与以下病变相鉴别。

（1）胸内甲状腺肿：多位于气管的前方或侧方，多与颈部甲状腺相连，多数病灶可随吞咽上下移动。

（2）畸胎瘤：其内密度不均，瘤灶内可有骨样密度影、脂肪等多种组织成分。

（3）胸腺增生：胸腺虽然增大，仍保持胸腺组织形态，且密度较高。

【特别提示】

胸腺瘤的良恶性难以鉴别，故分为侵袭性和非侵袭性。下列征象提示恶性：

（1）肿瘤短期内明显增大；

（2）肿瘤边界不清，向邻近组织浸润，边缘毛糙或有分叶征象；

（3）出现胸膜结节及胸膜腔积液。

二、淋巴瘤

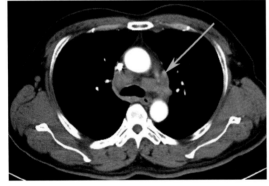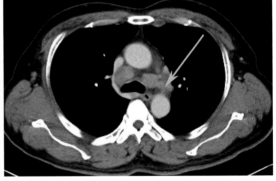

动脉期纵隔内多发团块状软组织密度影，部分融合成团，成均匀性强化，与周围组织分界局部欠清

静脉期局部病灶内呈现小片状低强化灶

【影像表现】

（1）常表现为纵隔内分叶状肿块（淋巴结融合或者胸腺肿块）或者多发中大淋巴结，可引起占位效应，侵犯临近纵隔结构或者侵犯胸膜、肺及胸壁。

（2）部分病灶可引起上腔静脉部分或完全堵塞，侧支循环形成及纵隔水肿，可出现单侧或双侧胸腔积液。

（3）肿块通常成均匀软组织密度影，较大肿块可因局灶性出血、坏死、囊变而成不均匀密度，肿块或淋巴结内钙化在治疗前极为少见。

【影像鉴别】

需与引起纵隔淋巴结广泛肿大的其他疾病鉴别，如结节病、淋巴结转移、结核等；对于局限在前纵隔的原发性纵隔（胸腺）淋巴瘤要注意与其他纵隔原发肿瘤如胸腺瘤、生殖细胞肿瘤等鉴别。

【特别提示】

CT 检查对于肿瘤的定位、定性及总体观察有着较好的优势。

三、神经源性肿瘤

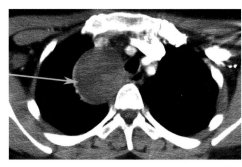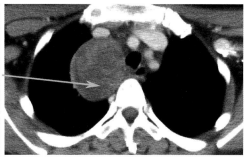

a   b

纵隔偏右侧（气管、食管旁）见类圆形强化灶，边界尚清，周围未见明显分叶改变，内部强化程度尚均匀，

a 为动脉期，b 为静脉期，临近气管、食管受压改变。（病理：神经鞘瘤）

【影像表现】

神经鞘瘤于 CT 上表现为界限清楚的圆形或椭圆形肿块，平扫绝大多数肿瘤表现为均匀的等或低密度肿块，部分病灶可见瘤内钙化，大部分病灶密度低于肌肉组织。增强扫描可呈均匀或不均匀强化。

【影像鉴别】

（1）副神经节瘤：主要表现为软组织肿块，边缘清楚，可有钙化坏死，增强扫描明显强化，强化程度远较神经鞘瘤明显。

（2）节细胞神经瘤：表现为软组织肿块，呈伪足性生长，包绕血管，但无侵犯血管征象，可见点状钙化灶，少有囊变坏死，多为均匀轻度进行性强化。

（3）神经母细胞瘤：以幼儿多见，形态不规则，密度不均匀，常见囊变坏死，可见斑状及砂砾样钙化，增强扫描呈混杂强化。

（4）神经纤维瘤：呈稍低密度，密度不均，可有坏死，多发、多房为其特征，增强扫描呈不规则强化。

【特别提示】

神经源性肿瘤类别较多，鉴别诊断相对困难，运用 CT 平扫及增强检查可提高诊断正确率。

第 11 节　胸部外伤

一、外伤性气胸和液气胸

【影像表现】

（1）脏层和壁层胸膜间见气体影，可见脏层胸膜线，肺组织受压体积减小，密度升高；纵隔向对侧移位，膈肌下降；胸膜粘连时可使气体局限，为包裹性气胸；当胸膜腔内出现气液平面，伴有积液时称液气胸。

（2）常伴有外伤所致的肋骨骨折，也可伴有皮下气肿及纵隔气肿。

【影像鉴别】

外伤性气胸和液气胸主要与原发性气胸、人工气胸相鉴别。应仔细询问病史。

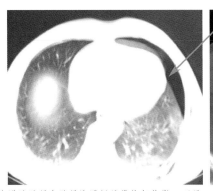 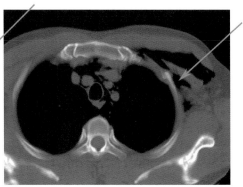

左侧胸膜腔脏层和壁层胸膜间见带状气体影，可见
脏层胸膜线，肺组织受压体积减小，密度升高，
左胸背部皮下软组织内见积气影

气胸伴有外伤所致的肋骨骨折，皮下气肿

【特别提示】

外伤性气胸和液气胸常伴有肋骨骨折，CT 检查可较全面地观察外伤后胸部情况，如使用容积 CT 检查，还可利用 CT 后处理技术进行三维重建，更直观地观察骨骼有无外伤后改变。

二、肺挫伤

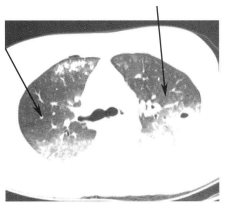 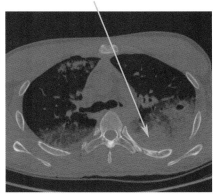

双肺见小片状、斑片状密度增高影，边缘模糊，主要位于肺外围部，邻近肋骨骨折

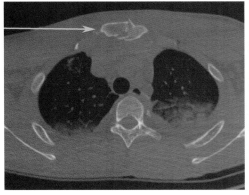 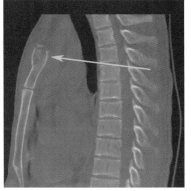

从轴位骨窗可见胸骨骨折，重建的矢状位骨窗更可清晰显示

【影像表现】

（1）肺纹理边缘模糊不清，肺外围部出现斑片状、小片状密度增高影，边界模糊，可伴有胸膜腔积液。

（2）可伴有胸壁损伤或肋骨骨折、胸椎骨折及其所致的气胸、液气胸、皮下气肿等外伤性表现。

【影像鉴别】

结合病史，肺挫伤较易与其他病变（肺炎等）相鉴别。

【特别提示】

具有外伤史的病人，除了肺部病灶，还应注意观察有无合并骨折情况。

（孟红秀 王山山）

第4章
循环系统

一、心包积液

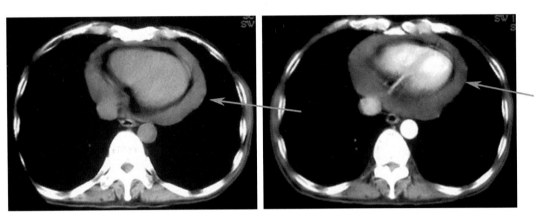

心包厚度大于4mm，可见沿心脏轮廓分布的环形液性密度带，增强检查见积液密度无变化，壁层心包强化

【影像表现】

(1) 心包厚度大于4mm，表现为沿心脏轮廓分布的环形异常密度带，多数为低密度，亦可为出血样高密度。增强检查：积液密度无变化，壁层心包有强化，使心包积液显示更清。

(2) 积液量少时主要集中在左室侧后壁及右心房后外侧；随积液量的增多，液体厚度增加并向右向前扩展。

【影像鉴别】

CT检查诊断心包积液准确性高，具有一定的组织"定性"能力，且有助于对纵隔的了解。

【特别提示】

心包积液的原因很多，应结合临床来明确诊断。

二、主动脉夹层

【影像表现】

(1) 平扫可显示主动脉内膜钙化灶内移。

(2) 对比增强：主动脉管腔扩展，内膜撕脱形成条状充盈缺损，将管腔分成双腔或多腔；亦可显示破口位置及双腔范围；假腔内有血栓形成时，无对比剂充盈。

(3) 通过CT后处理技术，可以观察破口的部位、走行及与主动脉分支血管的关系。

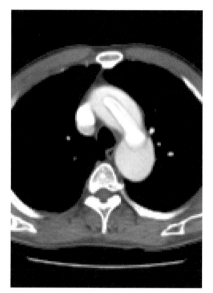

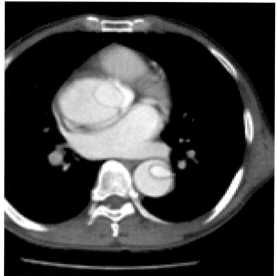

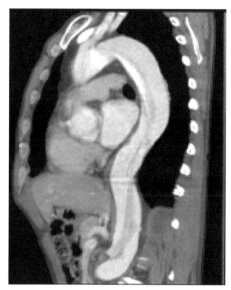

对比增强显示：主动脉管腔增粗，主动脉弓、胸主动脉及腹主动脉内见条状充盈缺损，其将管腔分成双腔，
假腔内见对比剂充盈；矢状位重建更加直观地显示主动脉夹层累及的范围

【影像鉴别】

结合临床病史及主动脉 CTA 检查可明确诊断。

【特别提示】

由于 CT 检查设备及技术的不断更新，应该更充分地利用 CT 后处理技术，仔细而全面地观察主动脉夹层内膜片的撕脱部位，及与主动脉分支血管的关系，从而达到与血管造影相当的效果。

三、室壁瘤

【影像表现】

室壁瘤常发生于左心室，平扫时可显示心室囊袋状向外膨隆，边界尚清，增强扫描时其

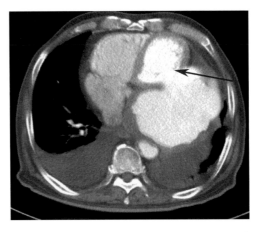

图中显示左心室旁囊袋状室壁瘤，增强扫描其内见血液填充，并见其与临近
左心室间破口位置（箭头）。室壁瘤局部壁结构欠规则

内可见血液填充，并见其与临近心室间破口。通过 CT 后处理技术，可以观察破口的部位及与临近结构的关系。

【影像鉴别】

结合临床病史及冠状动脉 CTA 检查可基本明确诊断。

【特别提示】

由于 CT 检查设备及技术的不断更新，应该更充分地利用 CT 后处理技术，对于临床诊断有着重要的价值。

（王红霞　张洁）

第5章
消化系统、腹膜腔和腹膜后间隙

第1节 胃肠道

一、食管癌

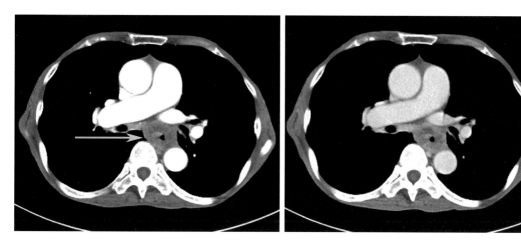

食管壁不规则状增厚，管腔显著狭窄，周围脂肪间隙模糊，病变与同层面降主动脉
关系密切，增强检查病变呈不均匀强化

【影像表现】

早期食管癌CT检出率低，中晚期食管癌的CT表现为：

（1）直接征象：食管壁环形或不规则增厚，厚度＞5mm应视为异常；或形成腔内肿块，多为广基底，表面有时可见龛影；增强扫描可见肿块轻度强化，较大瘤体强化不均匀，可合并低密度坏死灶。

（2）间接征象：病变近段食管扩张积气、积液。

（3）周围浸润征象：食管周围脂肪层模糊、消失，降主动脉包绕，食管-支气管瘘等。

（4）远处转移征象：纵隔、肺门及颈部淋巴结转移，肺、肝转移等，增强扫描有利于显示食管周围浸润及远处转移。

【影像鉴别】

食管癌主要应与食管良性狭窄、食管炎、贲门失弛缓症、食管静脉曲张、食管良性肿瘤、食管外在性压迫等鉴别。

【特别提示】

食管癌是消化道常见恶性肿瘤之一。好发于 40～70 岁男性。一般认为其发病与饮食习惯、遗传及食管炎等有关。

二、胃癌

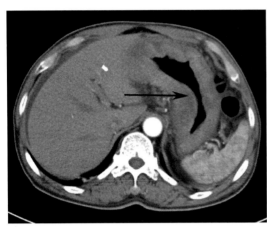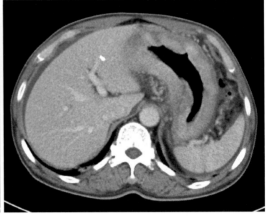

胃壁弥漫性增厚，内壁不光滑，胃腔狭窄；增强扫描增厚胃壁明显欠均匀强化

【影像表现】

早期胃癌由于胃壁厚度变化不明显而不易显示。中晚期胃癌低张 CT 扫描可显示：

（1）胃癌直接征象：胃壁局限性或弥漫性增厚，内壁不光滑（浸润型）；胃腔内不规则软组织肿块影（蕈伞型）；增厚胃壁或肿块表面火山口样凹陷（溃疡型）。

（2）间接征象：胃窦癌可见胃扩张，胃内容物潴留；贲门癌可见食管扩张、积气。

（3）邻近器官浸润征象：胃周围脂肪线消失提示肿瘤已突破胃壁，也可直接显示周围器官受侵。

（4）转移征象：腹膜后间隙、腹腔内可见多发肿大的淋巴结影，也可见肝、脾、肺血行转移病灶。

（5）低张增强扫描更有利于显示胃癌及其周围浸润及远处转移。

【影像鉴别】

胃癌主要应与胃淋巴瘤、胃间质瘤等占位性病变鉴别诊断。

（1）胃淋巴瘤常表现为胃壁弥漫性增厚，累及范围超过 50%，胃壁厚度大于 1cm，但由于胃壁柔软，很少引起管腔狭窄、梗阻等症状；而且胃淋巴瘤引起的淋巴结肿大常较胃癌大、均匀。

（2）胃间质瘤表现为向腔内外生长的肿块，可有中心坏死、钙化等，但增强检查一般较胃癌、淋巴瘤强化明显。

【特别提示】

（1）胃癌是胃肠道最常见的恶性肿瘤，好发于 40～60 岁，男性多于女性。

（2）多发生于胃窦幽门区，占 50%～60%，其次为贲门和胃体小弯侧。

（3）早期症状不明显，中晚期可见胃饱胀疼痛，餐后加重，体重减轻，胃疼无间歇性，不为食物或制酸药缓解，甚者出现剧烈性钻痛而放射至背部。

三、胃肠道间质瘤

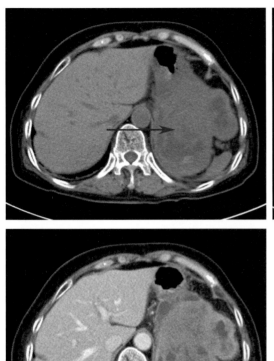
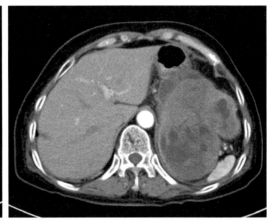
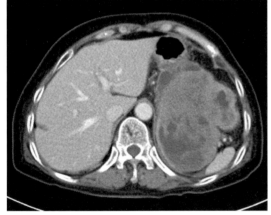

胃体部可见较大软组织肿块影，大部分向腔外膨出生长，病变密度欠均，内可见斑片状低密度影，
增强检查病变呈较明显不均匀强化，邻近结构受压移位

【影像表现】

CT检查完整显示的向腔外生长肿瘤的形态，大小清晰显示，尤其是多期增强扫描除了可以清晰地显示胃肠道管腔、管壁及肿块的形态外，还可以同时对管腔内的情况进行观察。

（1）CT平扫：多表现为胃肠道壁局限性增厚及软组织肿块，肿块呈圆形或分叶状，肿块直径多为 4.5～8.5cm，随肿块增大，可出现坏死、囊变或钙化，密度不均匀。

（2）增强检查：肿瘤实质部分动脉期即有明显强化，静脉期持续强化，囊性部分无强化，静脉期强化可比动脉期更显著，坏死、囊变区无强化。

（3）恶性间质瘤具有较高的转移率，肝脏和腹膜是最常见的转移部位。

【影像鉴别】

（1）胃癌：起源于胃黏膜上皮，腔内生长型胃癌沿黏膜及黏膜下浸润生长，造成黏膜破坏、中断，局部形成胃壁肿块，肿块多不规则，表面常呈菜花状，肿块于邻近组织界限不清，常发生淋巴转移，且常导致胃出口梗阻。

（2）胃和小肠的淋巴瘤：管壁明显不规则增厚，范围广泛，向黏膜下浸润，增厚胃壁浆膜面光滑，可见多发淋巴结肿大。

（3）胃肠道神经鞘瘤：起源于胃肠道壁内，呈圆形或卵圆形、密度均匀的肿块，增强扫描强化不明显或仅轻度强化，与良性胃肠道间质瘤表现相似，但与恶性胃肠道间质瘤明显不同，后者强化明显，常伴有坏死、囊变、出血。

【特别提示】

胃肠道间质瘤是一组独立起源于胃、肠道原始间叶组织的肿瘤，是一种具有恶性潜能的胃肠道肿瘤，具有不定向分化的多向分化特征。可发生于从食管至肛门的任何区域，也可发生于胃肠道外的肠系膜、网膜、后腹膜。

四、直肠癌

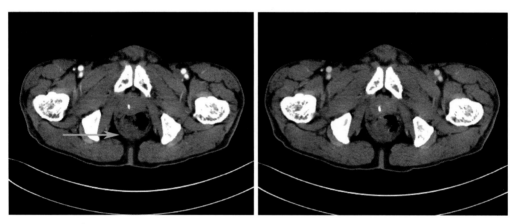

直肠右侧及后侧侧壁不规则增厚，相应管腔狭窄，增强检查欠均匀强化，周围脂肪间隙模糊

【影像表现】

（1）直接征象为结肠腔内软组织肿块、肠壁显著增厚、肠腔狭窄。早期仅一侧直肠壁增厚，随着病变发展可侵犯肠管全周，肿瘤向外周扩展形成肿块，侵犯直肠周围间隙。

（2）肿瘤与其周围组织分界欠清，局部可有淋巴结肿大。

（3）其他脏器可有浸润破坏或转移。

【影像鉴别】

（1）直肠癌应与直肠良性病变相鉴别。

（2）其他部位的恶性肿瘤向直肠蔓延时可产生类似直肠原发癌的CT表现，这些需首先明确原发癌的部位，从而鉴别直肠病变是原发还是继发。

【特别提示】

（1）直肠癌是常见的胃肠道恶性肿瘤，发病率仅低于胃癌与食管癌。

（2）发病年龄以 40～50 岁最多，男性病人较多。

（3）直肠癌 Dukes 分期：

① A 期：癌肿浸润深度限于直肠壁内，未超出浆肌层，且无淋巴结转移。

② B 期：癌肿超出浆肌层，侵入浆膜外或直肠周围组织，但无淋巴结转移。

③ C 期：癌肿侵犯肠壁全层，伴有淋巴结转移。

④ D 期：癌肿伴有远处器官转移，或因局部广泛浸润或淋巴结广泛转移。

第2节　肝脏、胆囊、胰腺和脾脏

一、肝脏弥漫性疾病

（一）脂肪肝

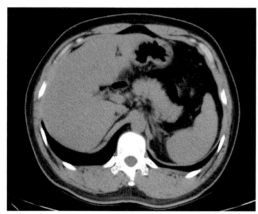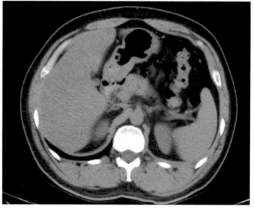

肝实质密度普遍减低，低于同层面脾脏密度；肝内胆管无扩张

【影像表现】

（1）弥漫性脂肪肝：肝实质密度减低，低于脾脏、胰腺、肾脏。肝 CT 值/脾 CT 值＜0.85；肝脏轮廓增大。

（2）局限性脂肪肝：平扫为境界不鲜明的低密度区域，如地图状。少数呈圆形或类圆形低密度区。

（3）增强扫描后病变范围及形态不变，无占位效应，无门静脉、肝静脉等阻塞、移位征象；肝脏脂肪浸润区有均匀强化，但仍低于强化后的正常肝脏和脾脏密度。

（4）弥漫性脂肪肝中未被脂肪浸润的肝组织，被衬托为相对高密度区，称为正常肝岛。

【影像鉴别】

（1）弥漫性脂肪肝诊断较明确无需鉴别。

（2）局限性脂肪肝有时需要与肝肿瘤性病变鉴别。肝细胞癌表现为类圆形或不规则肿块，密度多不均匀，部分病灶可有假包膜；增强扫描常呈快进快出表现，常伴有门静脉受累、瘤栓形成等改变。肝转移瘤多为多发结节灶，增强检查多为边缘强化。肝血管瘤延迟扫描后病灶逐渐充填可明确鉴别。

【特别提示】

（1）常因肥胖、糖尿病、酗酒、营养不良或药物中毒等诱发脂质在肝内蓄积浸润和变性。

（2）临床上轻度多无症状，较重的可有肝大、肝区疼痛，严重者可发展为肝硬化。

（3）肝脂肪含量 5％～10％为轻度脂肪肝；肝脂肪含量 10％～25％为中度脂肪肝；肝脂肪含量超 25％为重度脂肪肝。

（二）肝硬化

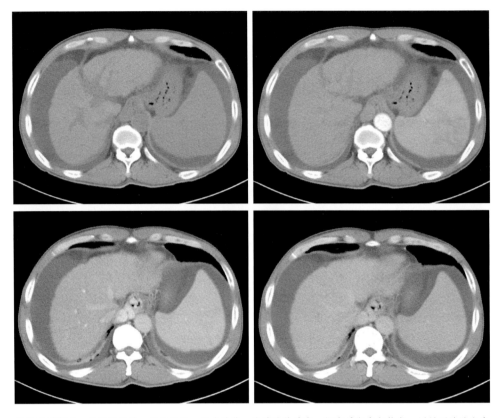

肝脏体积缩小，边缘不规整，凹凸不平，呈分叶状、浅波浪状改变；肝实质密度欠均匀；同层面脾脏密度体积增大；肝周、脾周可见液体密度影；增强扫描胃底可见迂曲的血管

【影像表现】

（1）肝大小的改变：早期肝脏可能表现增大，CT 检查无特异性。中晚期肝硬化可出现肝脏体积缩小，可表现全肝萎缩，更多地表现为尾叶、左叶外侧段增大，右叶、方叶萎缩，部分表现为右叶增大，左叶萎缩或尾叶萎缩。结果出现肝各叶大小比例失调。

（2）肝形态轮廓的改变：由于再生结节和纤维化收缩，肝边缘显示凹凸不平，肝裂增宽。部分肝段正常形态消失。

（3）肝密度的改变：早期肝硬化肝脏密度尚均匀，中晚期由于脂肪变性、纤维化可引起肝弥漫性或不均匀的密度降低；较大而多发的再生结节可为散在的高密度结节；对比增强扫描，再生结节表现为与肝实质相似程度的强化。

（4）继发改变

① 门脉高压症：门脉主干扩张，脾门、食管下端和胃底贲门区可见团块状、结节状静脉血管影。

② 脾大：脾外缘超过 5 个肋单元（以一个肋骨横断面或一个肋间隙为一个肋单元）。

③ 腹水：肝周、脾周及结肠旁沟可见较多液体密度影。

【影像鉴别】

肝硬化再生结节有时需与早期或小肝细胞癌鉴别，前者为门静脉供血而非肝动脉供血，动脉期的 CT 扫描结节没有对比增强，静脉期轻度增强形成低密度，与肝癌对比增强表现不同。

【特别提示】

肝硬化时因为纤维结缔组织增生及肝细胞再生结节的压迫，引起肝内静脉小分支的阻塞，使门静脉血流受阻，导致门脉高压。

（三）门静脉海绵样变性

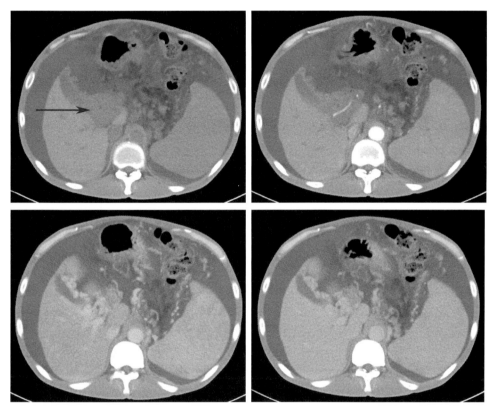

肝门区结构紊乱，可见由侧支静脉血管形成团块状结构，与周围结构分界欠清，正常门脉系统结构消失。
增强扫描门静脉期可见数条迂曲的血管样或网状血管结构，自肝门部向肝内门静脉周围延伸

【影像表现】

（1）门静脉闭塞：门静脉走行区结构紊乱，可见由侧支静脉血管形成团块状结构，正常门脉系统结构消失。增强扫描门静脉期可见数条迂曲的血管样或网状血管结构，自肝门部向肝内门静脉周围延伸。

（2）侧支循环形成：扭曲扩张的胆道旁静脉丛经胰十二指肠静脉、胃右静脉与门静脉肝内分支相通，表现为明显强化的瘤样扩张或迂曲网管状结构。

（3）非特征性表现

① 肝实质灌注异常：在肝实质周边部位，形成高密度强化带，提示门静脉供血不均匀。

② 脾脏肿大。

③ 慢性肝病的胆囊改变：管腔不规则狭窄等慢性炎症征象。

【影像鉴别】

门静脉海绵样变影像学表现具有特征性，诊断不难，有时需要与以下疾病鉴别。

（1）门静脉海绵样变伴胆总管扩张，出现"假胆管癌征"表现时，需要与胆管癌鉴别。

前者于门静脉期扫描图像在门静脉及胆管行程周围见迂曲、扩张的静脉丛，沿胆管行程蔓延向上，范围较广，肝内、外胆管扩张程度轻；后者无胆管周围静脉丛扩张征象，病灶位于胆管腔内，呈局限性结节状或条形软组织肿块，中等程度延迟强化，强化程度低于血管，局部胆管壁显示不清，伴有梗阻部位以上肝内、外胆管扩张，通常扩张程度较重，为中等程度以上扩张，可与前者区别。

（2）门静脉癌栓伴有明显肿瘤滋养血管形成时，肿瘤血管需与门静脉海绵样变侧支血管鉴别。前者多数起自肝固有动脉，与门静脉主干伴行并逐渐伸入到门静脉癌栓内；后者主要为胆管周围静脉丛和胆囊静脉丛，与前者起源不同，向上延伸进入肝内，与癌栓无关。重组图像有助于两者鉴别。

【特别提示】

诊断门静脉海绵样变性（CTPV）目前尚没有公认的诊断标准，普遍认为临床上有侧支循环建立、脾肿大、腹水等门静脉高压表现，影像学上有门静脉阻塞，侧支旁路静脉形成表现，可临床诊断为 CTPV。

二、肝脓肿

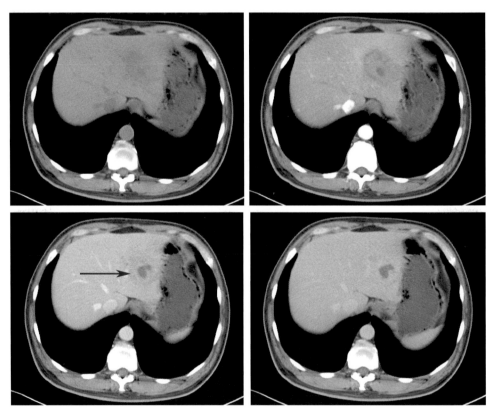

肝左叶可见团块状低密度肿块影，其内密度欠均，病变中心可见斑片状低密度影；
增强后脓肿壁明显强化，病变中心无强化

【影像表现】

（1）平扫：显示肝实质内单发或多发圆形或类圆形低密度肿块，中央为脓腔，密度均匀或不均匀，CT 值略高于水而低于肝实质；部分脓肿内出现小气泡或气液平面；环绕脓腔可见密度低于肝而高于脓腔的环形影，为脓肿壁；急性期脓肿壁外周可出现充血水肿带。

（2）增强CT：典型表现为脓肿壁呈环形明显强化，脓腔和周围水肿带无强化。环形强化的脓肿壁以及壁周围无强化的低密度水肿带构成了所谓"环征"。

（3）环征和脓肿内的小气泡为肝脓肿的特征性表现。

【影像鉴别】

（1）早期脓肿未出现液化需与肝癌鉴别，应结合临床是否有炎症表现，或抗感染治疗后复查脓肿有吸收，可以鉴别。

（2）多发脓肿还需要与囊性转移瘤鉴别，后者常为多发，肿瘤较小，壁厚薄不均，周围常无水肿带。

【特别提示】

常见的致病菌有大肠杆菌、金黄色葡萄球菌等。肝右叶脓肿多于左叶。脓肿多为单房，少数为多房，为脓肿内纤维肉芽肿或未被破坏的肝组织分隔而成。

三、肝脏良性肿瘤和肿瘤样病变

（一）肝囊肿

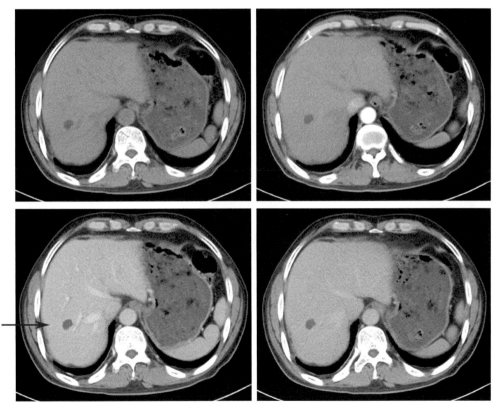

肝右叶内可见类圆形低密度影，密度较均匀，边界清晰；增强扫描后病变无强化

【影像表现】

（1）典型CT表现为单发或多发、边缘光滑、境界清晰的类圆形低密度影，囊内密度均匀一致，CT值约0～20HU，囊壁薄，内壁光滑。

（2）合并出血时，囊肿密度不均匀，可出现高密度影。

（3）合并感染时，内容物密度显示稍高，壁增厚。

（4）增强扫描，囊肿内容物无增强，囊壁亦无增强。

【影像鉴别】

肝囊肿应与肝脓肿、肝囊腺瘤、转移瘤（囊性）、肝包虫性囊肿等鉴别、增强检查对鉴别诊断价值较大。

【特别提示】

肝囊肿是常见的肝脏疾病，多见于 30～50 岁，常偶然检查发现。

（二）肝海绵状血管瘤

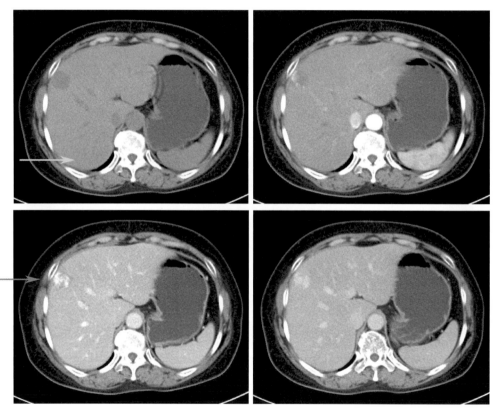

肝右叶内可见团片状低密度影，密度均匀，边界清楚；增强扫描后，动脉期病灶边缘呈结节样强化；

门脉期对比剂增强，向中心扩展；延迟扫描，肿块仍呈高密度，对比剂几乎充满肿块全部

【影像表现】

（1）肝内圆形、类圆形低密度影，密度均匀，边界较清晰；较大病灶内可见裂隙状、不规则状更低密度影。

（2）肝血管瘤增强扫描典型表现为"早出晚归征"。增强扫描动脉期病灶边缘结节状强化，静脉期造影剂不断向病灶中心填充，平衡期及延迟期病灶呈高密度或等密度填充。

【影像鉴别】

肝海绵状血管瘤常需与富血供的肝细胞癌或转移性肝癌鉴别，肝癌 CT 也出现早期明显对比增强，但持续时间多较短，多数都在静脉期出现明显消退，接近平扫密度。

【特别提示】

（1）肝海绵状血管瘤是肝内最常见的良性肿瘤。肿瘤约 90% 为单发。

（2）临床上多无任何症状，偶然在体检中发现；巨大肿瘤可以出现上腹部胀痛不适；肿瘤破裂可引起出血。

四、肝脏恶性肿瘤

（一）肝细胞肝癌

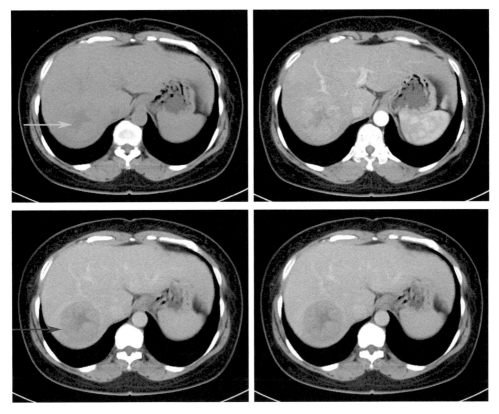

肝右叶见类圆形低密度肿块，密度不均匀，内见斑片状低密度影，边界欠清楚；动脉期增强扫描肿块
呈明显不均匀强化，中心低密度未见强化；延迟期病灶呈相对低密度

【影像表现】

（1）肝癌表现：单发或多发、圆形或类圆形或不规则形肿块，有完整包膜者肿瘤边缘清晰光滑。弥漫型肝癌结节分布广泛、境界不清。肿块多数为低密度，少数表现等密度或高密度。巨块型肝癌可发生中央坏死而出现更低密度区，合并出血或发生钙化则肿块内表现高密度灶。有时肿块周围出现小的结节灶，称为子灶。

（2）增强检查：动脉期病灶明显强化高于肝实质密度，较大病灶多为不均匀强化，门脉期肝细胞癌病灶强化密度开始下降，多数表现为低密度；门脉期肝实质强化达到峰值，与病灶密度差最大；平衡期及延迟扫描对不典型病例定性诊断有一定帮助，动脉期高密度而门脉期表现为等密度的病灶，延迟期扫描若为低密度，病灶强化特征符合肝细胞癌的表现。

（3）动脉造影CT或门脉造影CT：主要应用于鉴别诊断有困难的早期肝癌。由于肝脏和肝癌的特殊供血特点，癌灶在CT动脉图像上表现为显著的高密度结节，在CT门脉成像上表现为低密度结节。

（4）其他CT表现：如门静脉、肝静脉及下腔静脉侵犯或癌栓形成，表现为门静脉、肝静脉或下腔静脉扩张,增强后出现充盈缺损;胆道系统侵犯,引起胆道扩张;肝门部或腹主动脉旁、腔静脉旁淋巴结增大提示淋巴结转移;出现肺、肾上腺、骨骼等器官的转移是肝癌晚期的征象。

【影像鉴别】

(1)早期肝癌常需与血管瘤、肝硬化再生结节、转移性肝癌等鉴别。

(2)小肝癌在动态 CT 检查、螺旋 CT 多期对比增强和肝动脉造影时表现为"快进快出"的征象。肝硬化结节无肝动脉供血,CT 无明显对比增强表现。

【特别提示】

(1)肝癌起病隐匿,早期多无症状,中晚期才出现症状。

(2)小于 3cm 的单发结节,或 2 个结节直径之和不超过 3cm 的肝细胞癌为小肝癌。

(3)原发性肝癌主要由肝动脉供血,且 90% 的病例都为血供丰富的肿瘤。

(4)肝细胞癌容易侵犯门静脉和肝静脉而引起血管内癌栓或肝内外血行转移;侵犯胆道引起阻塞性黄疸;淋巴转移可引起肝门及腹主动脉或腔静脉旁等处腹腔淋巴结增大;晚期可发生肺、骨骼、肾上腺和肾等远处转移。

(二)肝内胆管细胞癌

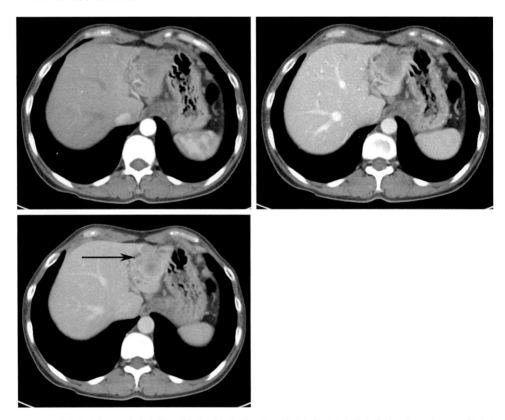

肝左叶可见团块状低密度影,密度欠均,局部邻近肝包膜凹陷,增强扫描后呈轻度渐进性强化,周围可见扩张的胆管

【影像表现】

(1)大部分病变发生在肝左叶,单发圆形、类圆形或分叶不规则形低密度灶,大小不一;病灶局部肝包膜回缩。

(2)动态增强检查:动脉期周边轻度强化,呈连续或不连续环状,有部分病灶可见明显强化的轮廓线；门脉期病灶强化增加或无明显强化；平衡期病灶边缘强化，逐渐向中心扩展，呈现不均匀强化，高密度近似同层肝脏密度，动脉期强化的轮廓线密度低于肝脏密度。

（3）病灶周围胆管可有扩张和结石。

【影像鉴别】

肝脏转移癌：多有消化道原发恶性肿瘤病史，右肝多见，常为多发病灶。CT表现为低密度肿块，中央更低密度坏死区；增强周边强化，出现"牛眼征"。管壁浸润型胆管细胞癌表现为管壁增厚，需与原发性硬化性胆管炎鉴别，后者为胆管串珠样扩张与狭窄相间，且常合并胆管细胞癌。

【特别提示】

胆管细胞癌多发生在肝内末梢胆管，不包括发生在左右肝管及胆总管的胆管细胞癌。占原发性肝恶性肿瘤的 3.25%。化验 AFP 阴性。

（三）肝转移瘤

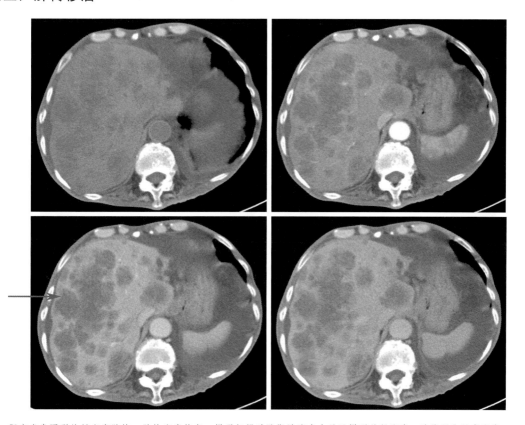

肝内多发圆形的低密度肿块，肿块密度均匀，增强扫描动脉期肿瘤中央见无增强的低密度，边缘强化呈高密度，外周有一稍低密度的水肿带，构成所谓"牛眼征"

【影像表现】

（1）平扫：可见肝内多发圆形或类圆形的低密度肿块，少数也可单发。肿块密度均匀，发生钙化或出血时可见肿瘤内有高密度灶，肿瘤液化坏死、囊变则肿瘤中央呈水样密度。

（2）对比增强扫描：动脉期出现不规则边缘增强，门静脉期可出现整个瘤灶均匀或不均匀增强，平衡期对比增强消退。

（3）少数肿瘤中央见无增强的低密度，边缘强化呈高密度，外周有一稍低密度的水肿带，构成所谓"牛眼征"。

（4）多发富血供小转移灶，增强在动脉期整个病灶明显强化，高于肝实质密度，见于富血供的原发癌转移，如肾癌和平滑肌肉瘤。

（5）较小的病灶可有囊变，是肝转移癌的特征之一。有时转移灶可为囊性，囊肿性转移癌有时可见壁结节和囊内出血。

【影像鉴别】

原发癌不明而见到肝内多发结节，特别是囊性转移瘤需与肝脓肿、肝棘球蚴病、肝结核等肝内多发病变鉴别。

【特别提示】

（1）当肝转移性癌灶较大较多时，则会出现转移癌症状，与原发性肝癌相仿，如乏力、消瘦、肝大、肝区疼痛和腹部肿块。

（2）AFP多阴性，少数来自胃、胰腺、卵巢癌肝转移的AFP可轻微升高。

（3）来自肾癌、平滑肌肉瘤、绒毛膜上皮癌、胰岛细胞癌、甲状腺癌的转移多为血供丰富的肿瘤；而来自胃癌、胰腺癌、食管癌、肺癌等的转移瘤多为少血供者。

（4）结肠黏液癌、胃癌、卵巢囊腺癌、肾癌、乳腺癌、黑色素瘤的转移瘤有钙化倾向。

（5）平滑肌肉瘤、黑色素瘤、结肠癌和类癌常有囊变。

五、胆石症

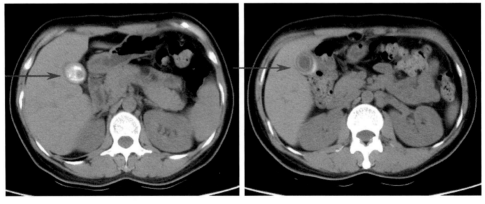

胆囊内可见多个类圆形环状高密度影，胆囊壁局部增厚

【影像表现】

（1）胆囊结石

① 胆固醇结石：表现为低密度及等密度结石，平扫多不易显示，CT值在40HU以下。

② 胆色素结石：表现为高密度结石，CT值在60HU以上，单发或多发，形态、大小各异，泥砂样结石常沉积在胆囊下部，呈高密度，与上部胆汁形成液平面。

③ 混合性结石：表现为结石边缘为高密度环状、中心为低密度区。

（2）肝内胆管结石

① 肝内胆管内见高密度结节影，典型者表现为与门静脉伴行的胆管铸型。

② 结石位于肝内较大胆管时，可见其远端的胆管扩张。

（3）肝外胆管结石：胆总管内类圆形或环形高密度影，结石以上胆管扩张，肝胆管扩张呈枯枝状。

【影像鉴别】

泥沙样结石应与胆囊内炎性沉积物及胆汁淤积、浓缩胆汁鉴别。

【特别提示】

（1）胆结石在胆囊或胆管内引起胆汁淤滞，易继发胆囊、胆道梗阻和感染，继而又促进结石的形成和发展。

（2）胆（肝）总管或双侧肝管梗阻时，肝功能测定显示有一定损害，如血清胆红素波动性升高，血清转氨酶升高。

六、胆囊炎

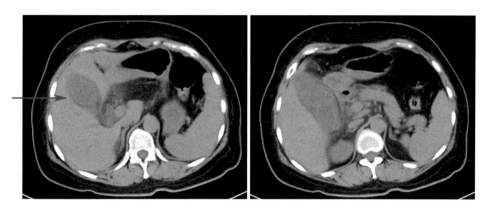

胆囊壁较均匀明显增厚，增厚超过 3mm

【影像表现】

（1）急性胆囊炎

① 胆囊肿大，此为最常见的征象。

② 胆囊壁增厚，此为诊断胆囊炎的重要依据，呈弥漫性增厚，厚度大于 3mm。

③ 胆囊周围可见低密度环，此因胆囊周围组织水肿所致。

④ 出血、坏死性胆囊炎时，胆囊内胆汁 CT 值升高。

⑤ 胆囊窝积液征象。

⑥ 胆囊壁内有气泡或线状气体，另外胆囊腔、胆道内及胆囊周围也可有气泡征，常见于气肿性胆囊炎。

⑦ 增强检查胆囊壁明显强化，且持续时间长。

（2）慢性胆囊炎

① 胆囊壁增厚：为本病的主要表现，一般为较规则的均匀性增厚，壁厚度＞3mm 有诊断意义。增强扫描增厚的胆囊壁均匀强化。

② 胆囊体积改变：增大或缩小，增大者提示胆囊积液，缩小者提示胆囊萎缩。

③ 胆囊壁钙化：此为慢性胆囊炎之特征性所见。

④ 绝大多数慢性胆囊炎患者合并胆囊结石。

（3）黄色肉芽肿性胆囊炎

① 胆囊壁不同程度的弥漫性或局限性增厚，增厚的胆囊壁内有大小不一、数目不等的圆形或椭圆形低密度结节，部分结节可相互融合，边界模糊。

② 增强扫描：增厚的胆囊壁强化，低密度结节多无强化。

③ 部分病例可显示连续或中断的黏膜线。

④ 多伴有胆囊结石象。

【影像鉴别】

胆囊炎特别是黄色肉芽肿性胆囊炎需与胆囊癌鉴别。

【特别提示】

急性胆囊炎常表现为持续性疼痛、阵发性绞痛，伴有畏寒、高烧、呕吐。右上腹压痛，Murphy 征阳性。

七、胆囊癌

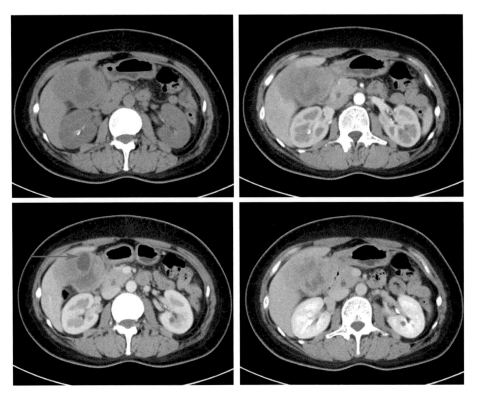

胆囊轮廓不清，胆囊窝区见团片状囊实性肿块影，边缘模糊，与邻近肝脏分界不清；
增强检查病变实性部分渐进性强化

【影像表现】

（1）壁厚型：囊壁局限性或弥漫性不规则增厚。

（2）结节型：单发或多发乳头状结节突向腔内，其基底部胆囊壁增厚浸润。

（3）肿块型：腔内肿块可充满大部分甚至整个胆囊，致胆囊腔完全消失，并可侵犯邻近组织结构。

（4）增强扫描示不规则增厚的胆囊壁或肿块有明显强化。

（5）部分病例可显示胆囊结石。

（6）胆囊癌常伴有邻近器官和淋巴结广泛转移。

【影像鉴别】

（1）侵及肝实质的肿块型胆囊癌应与肝癌鉴别，前者引起的胆道侵犯和胆管扩张比较明显，而后者引起的胆道侵犯和胆管扩张较轻，同时容易发生门静脉侵犯和癌栓。

（2）厚壁型胆囊癌应与慢性胆囊炎鉴别，胆囊壁明显不规则增厚，CT 对比增强明显强化，伴有周围肝实质侵犯和肝内转移则支持胆囊癌诊断。

（3）胆囊癌还应与胆囊良性占位性病变如胆囊息肉、腺瘤等进行鉴别。

【特别提示】

胆囊癌为胆系常见恶性肿瘤，多发生在胆囊底部或颈部。胆囊癌好发生于中老年女性，男女比为 1∶3。70%～90%合并胆囊结石。

八、胆管癌

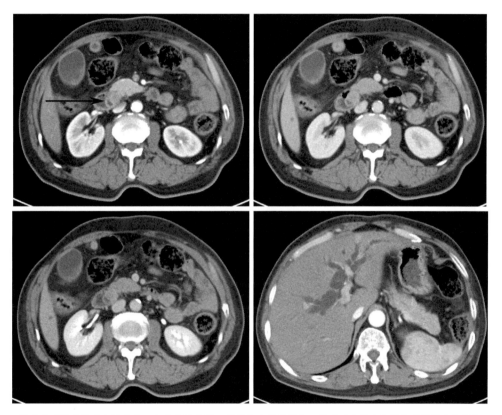

胆总管下段管壁偏心性强化，相应管腔狭窄，增强检查延迟强化；阻塞以上肝内外胆管不同程度的扩张

【影像表现】

（1）肝门部胆管癌：指发生于左右肝管汇合处上下 2cm 范围内，起源于胆管壁的恶性肿瘤。

① 肝门结构不清，肝内胆管明显扩张并截断，病灶位于肝总管则肝内胆管均可见扩张征象；位于左或右主肝管者，则相应的远端肝内胆管扩张。

② 病灶较大时，在肝门区见形态不规则的肿块影，边界不清；增强扫描肿块呈中度强化。

③ 病变周围肝组织受侵。

④ 肝门部淋巴结肿大。

（2）胆总管中下段胆管癌

① 胆管内结节状影或胆管壁不均匀性增厚。

② 增强扫描见病变延迟强化。

③ 阻塞以上肝内外胆管不同程度的扩张，病变区胆总管突然截断。

【影像鉴别】

主要与胆管结石和胆管炎鉴别。

（1）在扩张胆总管末端见到阳性结石影则支持胆管结石诊断。

（2）长范围的胆管呈逐渐变细的鼠尾状狭窄，末端既不显示结石影，也不显示软组织肿块，则可诊断为慢性胆管炎。

【特别提示】

（1）临床所指的胆管癌为左、右肝管及其以下的肝外胆管癌，不包括肝内胆管细胞癌。

（2）肿瘤好发于上段胆管，包括左右肝管、汇合部、肝总管，称肝门癌，占50%；发生于中段和下段胆管者，也称胆总管癌。

（3）本病好发于50~70岁，男女发病率比例为2∶1~2.5∶1。

九、胰腺炎

（一）急性胰腺炎

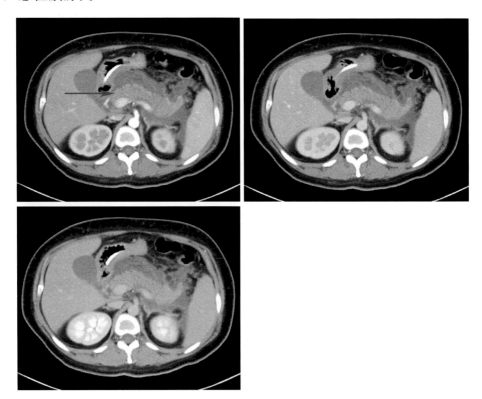

胰腺形态可，未见确切异常强化灶，胰腺周围脂肪间隙模糊，胰腺周围间隙积液。左肾周筋膜增厚

【影像表现】

（1）胰腺体积改变：通常为弥漫性肿大，有时也可表现为胰头或胰尾局限性肿大，但一过性水肿性胰腺炎体积可以正常。

（2）胰腺密度改变：水肿型胰腺炎密度均匀减低，出血坏死型胰腺炎可见胰腺内更低密度的坏死区，亦可见高密度的出血灶。

（3）边缘及邻近筋膜改变：胰腺轮廓模糊，胰周可有积液；肾筋膜增厚是诊断急性胰腺炎的重要标志（正常情况下不能显示肾旁筋膜）。

（4）多浆膜腔积液：可累及腹膜后间隙和腹腔多个浆膜腔，受累浆膜腔越多，预后越差。

（5）增强扫描：水肿型可见胰腺均匀强化，出血坏死型胰腺水肿区强化，坏死区无强化。坏死范围越大，预后越差。

（6）下肺常有实变，胸腔常有积液。

（7）其他并发症

① 假性囊肿：通常在急性胰腺炎后 4～6 周形成，表现为大小不一圆形或类圆形囊性肿块，囊内为水样密度，囊壁薄。

② 蜂窝织炎或脓肿形成：是急性胰腺炎的重要并发症，可危及生命，表现与坏死区相似，在局限性低密度灶内出现气体，是脓肿的特征性改变。

③ 此外，还可见到假性动脉瘤、脾静脉栓塞及门静脉海绵样变性等改变。

【影像鉴别】

急性胰腺炎常有明确病史、体征，结合血、尿淀粉酶显著升高，影像诊断并不困难。

【特别提示】

急性胰腺炎分为水肿型和出血坏死型。前者多见，主要病理改变为：胰腺局限性和弥漫性水肿，细胞浸润，体积增大，肾旁筋膜增厚，腹腔和腹膜后间隙内渗液，这些局限性积液如被纤维组织包裹可形成假性囊肿；后者除有上述改变外，胰腺可出现坏死、出血，以及蜂窝织炎、脓肿、假性动脉瘤、脾静脉栓塞等并发症。本病多见于成年男性，血、尿淀粉酶测定均增高。

（二）慢性胰腺炎

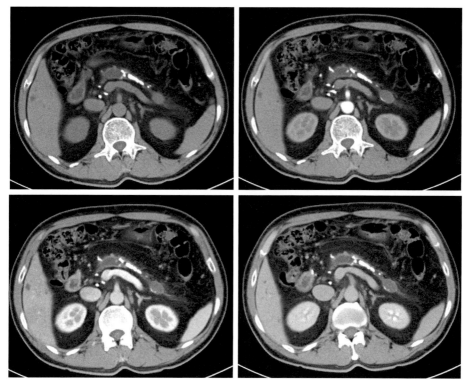

胰腺体积缩小，胰管呈管状扩张；胰腺实质内多发斑点样钙化

【影像表现】

（1）胰腺形态改变：胰腺多呈局限性或弥漫性萎缩，也可是局部体积增大。部分轻型病例 CT 表现可完全正常；胰腺边缘多不规则。

（2）胰管扩张：多呈不规则串珠状或管状扩张，部分病例可伴有胆总管扩张。

（3）胰管结石和/或胰腺实质内多发斑点样钙化，是其特征性改变。

（4）胰内或胰外假性囊肿：表现为边界清楚的囊状低密度区，CT 值接近水。

（5）胰周筋膜增厚：为慢性胰腺炎的重要间接征象，大部分在胰周见索条影，也可见到左肾前筋膜增厚。

（6）其他少见改变：包括假性动脉瘤、脾静脉栓塞及门静脉海绵样变性等。

【影像鉴别】

慢性胰腺炎所致的胰头局限性增大，有时与胰腺癌鉴别十分困难，它们都可表现为胰头增大及胰体尾部萎缩。

【特别提示】

（1）慢性胰腺炎病理特征为不可逆的形态学改变，主要是胰腺进行性广泛纤维化，缩小变硬，表面结节不平，胰管狭窄伴节段性扩张，可有钙化与囊肿形成。

（2）腹痛、脂肪泻、糖尿病和消瘦称为慢性胰腺炎四联症。

十、胰腺癌

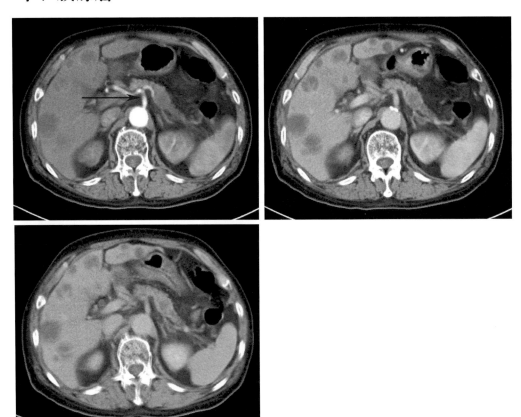

胰腺体部局部肿大、可见团片状相对低密度灶，边界欠清；肝内见多发环形异常强化灶，边缘模糊

【影像表现】

（1）胰腺局部肿大、肿块形成是胰腺癌的直接征象，多见于胰头部，平扫多为低密度，少数为高密度或等密度肿块，肿瘤较大使胰腺轮廓局限性隆起，小肿瘤胰腺外形可正常。胰头癌时往往表现为胰头圆钝，胰体尾则有不同程度的萎缩；当胰头钩突失去正常平直的三角形而变为圆隆、局限性隆凸或出现分叶时，则高度提示肿瘤的存在。胰体尾癌常表现为相应区域明显的局部肿大和分叶状肿块。全胰癌表现为整个胰腺或胰腺大部分区域呈低密度肿块。

（2）增强扫描：胰腺正常组织明显强化，而胰腺癌是乏血供肿瘤，动脉期肿瘤表现为均匀或不均匀的低密度灶，边缘呈不规则环状强化；静脉期肿瘤仍为低密度灶，但与正常胰腺的密度差较动脉期缩小。

（3）肝内、外胆管和胰管呈不同程度扩张。癌肿侵犯或压迫总胆管下端造成梗阻部位以上的胆管扩张，常表现为扩张的总胆管在胰头部突然截断；同时见到扩张的总胆管和扩张的胰管即为"双管征"。

（4）胆囊扩大、积液。

（5）胰周血管受邻近血管侵犯：胰腺癌可侵犯门静脉、脾静脉、肠系膜上静脉、腹腔干等血管，导致血管被肿瘤包绕、血管变细、不规则等改变，血管周围的脂肪层消失。

（6）邻近器官侵犯：胰腺癌易侵犯十二指肠、胃窦后壁、结肠等器官，导致局部胃肠壁增厚、僵硬，并可引起消化道梗阻。

（7）邻近和远处转移：胰腺癌易引起肝脏转移、肝门淋巴结及腹膜后淋巴结转移。

【影像鉴别】

胰腺癌主要应与慢性胰腺炎鉴别，后者胰管多呈串珠状扩张，但无中断，可见胰腺萎缩及钙化，肾周筋膜增厚，无淋巴结转移。此外，还需与胆总管下端肿瘤、壶腹癌等鉴别。

【特别提示】

（1）胰腺癌是胰腺最常见的恶性肿瘤，约占全部胰腺恶性肿瘤的95％。

（2）80％癌肿发生在胰头部，其余在体尾部，少数可弥漫性生长或多灶分布；90％为导管内皮癌。由于胰腺淋巴引流丰富和缺乏胰周包膜，较易出现其他脏器或淋巴结的转移。

（3）临床上多见于40岁以上男性，发病率随年龄增长而增高。

（4）胰腺癌预后差，5年生存率仅约为5％。

十一、胰腺实性假乳头状瘤

【影像表现】

（1）类圆形囊实性肿块，包膜完整；病变大多位于胰头或胰尾的边缘处，呈膨胀性生长，无胰管扩张，与周围组织分界清楚。

（2）约30％的病例可见钙化，多发生在肿瘤的边缘，钙化多为细条状、蛋壳状或斑点状。

（3）增强扫描：囊性部分不强化，实性部分动脉期呈周边不均匀强化，门脉期和延迟期强化逐渐明显，肿瘤包膜亦见强化。

【影像鉴别】

胰腺实性假乳头状瘤需与无功能胰岛细胞瘤鉴别，后者强化比明显而均匀，但其内缺少特征性的乳头状结构。

【特别提示】

胰腺实性假乳头状瘤是一种少见的良性或低度恶性的胰腺肿瘤，好发于20～40岁年轻女性，男女之比约为1:9。

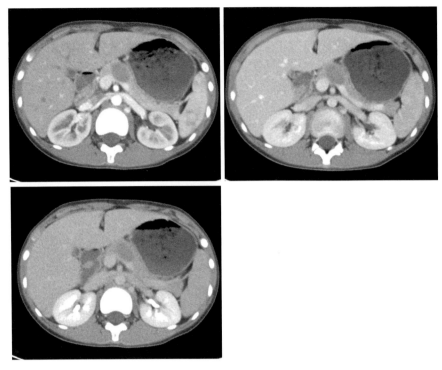

胰腺体部可见类圆形囊实性肿块，呈膨胀性生长，边界较清晰；增强扫描囊性部分不强化，实性部分呈渐进性强化

十二、副脾

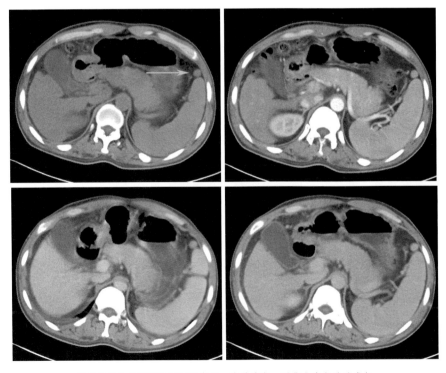

脾脏前缘见结节状软组织密度影，边界清晰；强化方式与脾脏类似

【影像表现】

（1）CT平扫：可见脾门区结节状软组织密度灶，边缘光滑。偶见位于脾门以外者。

（2）增强扫描：副脾与脾强化方式一致。

【影像鉴别】

需与腹部肿瘤鉴别，勿把副脾误认为淋巴结肿大或其他肿物。脾摘除后副脾可代偿性增大。

【特别提示】

副脾除常见于脾门外，还可见于胰尾部腹膜后、沿胃大弯的大网膜、小肠及大肠系膜、女性的左侧阔韧带、Douglas窝和左睾丸附近等。

十三、脾梗死

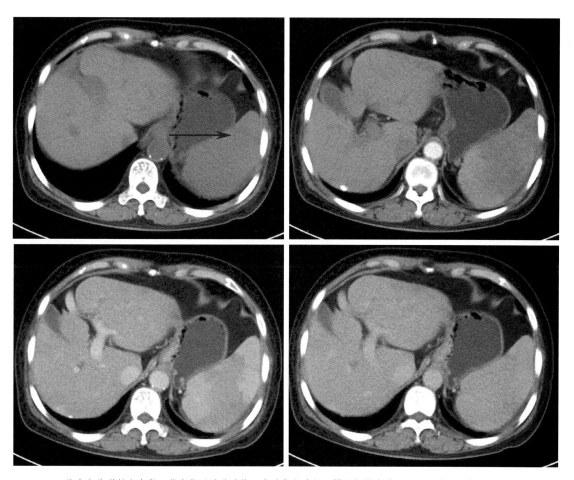

脾内斑片形低密度影，基底位于脾的外缘，尖端指向脾门；增强扫描病灶无强化，病灶轮廓较清楚

【影像表现】

（1）平扫表现为脾内三角形低密度影，基底位于脾的外缘，尖端指向脾门，边缘可清或略模糊。

（2）增强扫描病灶无强化，但显示病灶轮廓较平扫更清楚。

（3）陈旧性脾梗死因纤维收缩，脾脏略小，轮廓呈分叶状。

【影像鉴别】

影像学上出现三角形的典型表现时诊断不难，当形态不规则时需注意与脾脓肿、脾破裂出血相鉴别。

【特别提示】

（1）梗塞灶的大小不等，常有数个病灶同时出现。

（2）多数脾梗死患者临床无症状，有时可出现左上腹痛、左膈抬高和胸腔积液。

（3）脾梗死后坏死组织被纤维组织所取代，因纤维瘢痕收缩，使脾脏局部凹陷。

十四、脾脏肿瘤及肿瘤样病变

（一）脾淋巴瘤

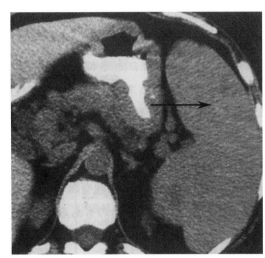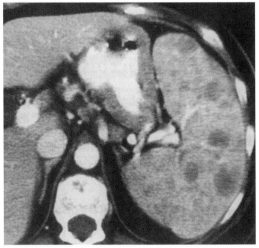

脾内多发低密度影，边界欠清；增强扫描病灶轻度不规则强化，边界显示较清楚

【影像表现】

（1）平扫表现为脾内单发或多发低密度影，边界不清。

（2）增强扫描病灶轻度不规则强化，但密度仍低于正常脾组织，边界显示较清楚。

（3）全身恶性淋巴瘤浸润者还会伴有脾肿大、邻近淋巴结肿大和全身淋巴瘤的表现。

【影像鉴别】

脾恶性淋巴瘤的影像表现并无特异性，必须结合其他临床资料，必要时做穿刺活检以明确诊断。

【特别提示】

（1）脾恶性淋巴瘤分为原发恶性淋巴瘤和全身恶性淋巴瘤脾浸润两种。

（2）恶性淋巴瘤脾浸润的发生率达 40%～70%。

（二）脾淋巴管瘤

【影像表现】

（1）CT 平扫：可见脾脏增大，脾实质内或被膜下见单发或多发的低密度病灶，边界清晰，病灶较大者多有分叶，壁薄规则，一般无钙化，病灶分隔多见。

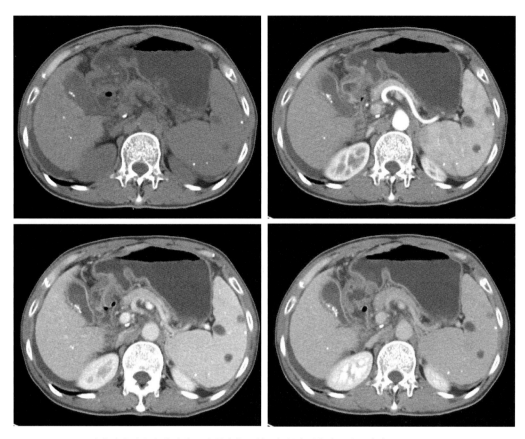

脾内多发的低密度病灶，边界清晰；增强扫描囊壁轻度强化，中央无明显强化

（2）增强扫描：囊壁及分隔有轻度强化，中央无明显强化，囊壁显示清晰。

【影像鉴别】

（1）脾囊肿：囊肿多为单一囊腔，少见分隔及分叶征象，增强无囊壁及间隔强化。

（2）脾脓肿：增强检查可见脓肿壁明显强化及瘤外水肿，临床可见寒战、高热、白细胞增高及感染征象。

（3）脾转移瘤：转移瘤多为类圆形囊性或囊实性病灶，囊壁往往不规则增厚。

【特别提示】

脾淋巴管瘤是一种由扩张的淋巴管构成的良性脉管性肿瘤样病变。多发于中青年患者。病理学分为三种类型：毛细血管性淋巴管瘤；海绵性淋巴管瘤；囊性淋巴管瘤。以囊性淋巴管瘤多见，病变累及多个脏器时称淋巴管瘤病。

（三）脾转移

【影像表现】

（1）CT平扫：可见脾脏单发或多发低密度病灶，边界大多清楚，当病灶相互融合时，边界欠清楚，较大病灶中心可发生坏死液化。

（2）增强扫描：病灶呈不同程度的强化，边界清晰。部分病例可见腹膜和肝脏转移灶。

【影像鉴别】

多发转移瘤应与脾淋巴瘤鉴别诊断。

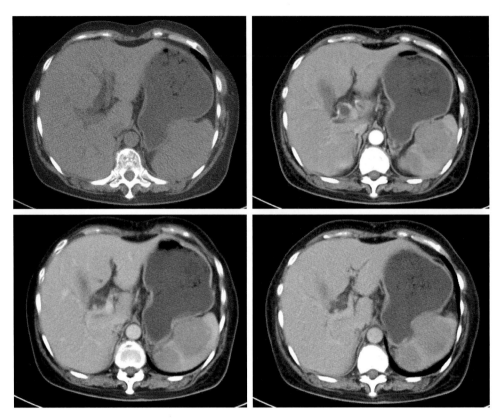

脾内多发低密度病灶,边界欠清,病灶中心坏死液化;增强扫描病灶不呈环形强化

【特别提示】

(1)脾转移瘤主要由全身各部位恶性肿瘤(如肺癌、乳腺癌等)经血行转移至脾;周围脏器恶性肿瘤(如胃癌、胰腺癌等)直接侵入脾;淋巴管转移较少见。

(2)人体免疫机制与脾脏关系密切,发现脾转移的病例提示免疫机制受损。

第3节 急腹症

一、脾破裂

【影像表现】

(1)脾挫裂伤:脾内条状、不规则形低密度区,可伴有小点状、片状高密度影。

(2)脾血肿:脾内团块状血样高密度影。

(3)包膜下血肿:脾周弧形高密度影,随时间延长密度减低。

(4)脾包膜破裂:脾周或腹腔积血。

(5)增强扫描:有助于显示较轻的病变。

【影像鉴别】

脾破裂需与胃肠道穿孔,腹腔积液、积脓疾病相鉴别。

【特别提示】

脾破裂多为暴力或刀枪直接损伤所致。可分为完全性破裂、中央破裂、包膜下破裂。

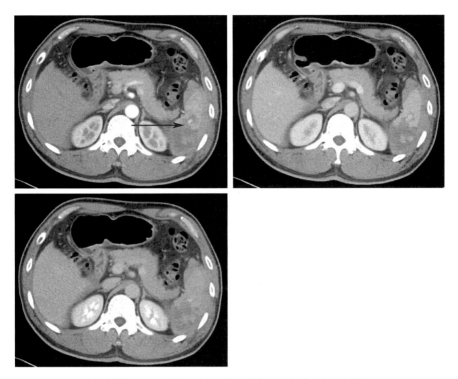

脾内团块状混杂密度影，其内可见小片状高密度影，病变边界欠清

二、肝破裂

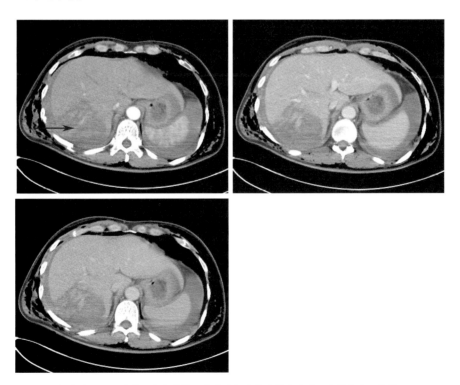

肝右叶可见团片状混杂密度影，内见小条片状血样密度影，边界欠清；肝周、
脾周见弧形液体密度影；扫及右侧肋骨骨质断裂

【影像表现】

（1）肝挫裂伤：肝内条状、不规则形低密度区，可伴有小点状、片状高密度影。

（2）包膜下血肿：半月形高密度影，随时间延长密度减低。

（3）肝包膜破裂：肝周或腹腔积血。

【影像鉴别】

肝破裂需与胃肠道穿孔，腹腔积液、积脓疾病相鉴别。

【特别提示】

（1）肝破裂多为暴力或刀枪直接损伤所致。

（2）肝肿瘤、囊肿也可自发性破裂。

第4节 腹膜腔

一、腹腔脓肿

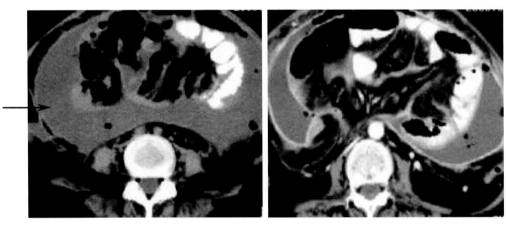

腹膜腔内可见液样密度影及气体密度影，周围可见环状强化影

【影像表现】

（1）早期脓肿：平扫为软组织密度肿块影，边缘模糊，增强扫描无强化

（2）脓肿形成期：平扫脓肿中央为低密度，而周边密度略高，边缘清楚，增强扫描见环形强化。邻近脏器和结构受压移位变形。

（3）脓肿内有气体时可见气液平面或成串气泡影，气体影的出现对腹腔脓肿的诊断有重要价值，但无特征性。

【影像鉴别】

在腹腔脓肿的鉴别诊断中，需要密切结合腹腔脓肿的病因以及扩散途径进行综合分析和鉴别诊断。

【特别提示】

（1）腹腔脓肿常继发于腹部手术、创伤后腹膜炎、细菌性胃肠道炎症、胃肠道穿孔以及肠坏死等。

（2）按其部位有膈下脓肿、肠系膜间隙脓肿、盆腔脓肿。

二、腹膜肿瘤

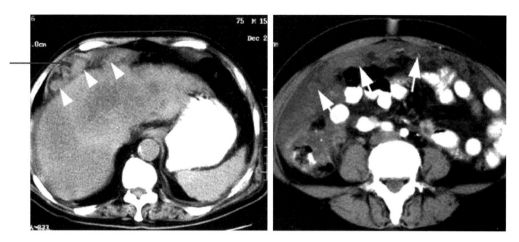

肝周及大网膜区可见凹凸不平结节状肿物影，类似饼状。肝内可见低密度区

【影像表现】

（1）显示腹膜、肠系膜及网膜增厚，呈结节状、丘状、不定形实质肿块或饼状增厚，最易检出腹膜肿瘤的部位是肝脏外侧腹膜面。

（2）腹腔肿瘤大多数合并有腹水。肠壁受肿瘤浸润表现为肠壁增厚及粘连。

（3）原发性腹腔肿瘤少见，较为常见的是间皮瘤，间皮瘤沿腹膜表面浸润生长，致腹膜弥漫性不规则性增厚或形成结节状肿块。

（4）还可侵及肠系膜，使之僵硬、收缩呈放射状。

【影像鉴别】

腹膜肿瘤的最终诊断需要腹腔穿刺病理细胞学或术后组织学检查。

【特别提示】

腹膜腔肿瘤分为原发性和继发性。原发性的较少见，而继发性较常见，主要是来自胃、结肠、肝脏、胰腺、胆道、子宫及卵巢癌肿的转移瘤。

第5节　腹膜后间隙

一、原发腹膜后肿瘤

【影像表现】

（1）脊柱两旁圆形或类圆形低密度灶，边界清晰，密度均匀或不均匀，相对而言节细胞瘤钙化较为多见，增强后轻中度强化。

（2）密度较低，CT值在 $-40\sim-20HU$ 之间，比正常脂肪组织高，多数病变密度不均，常含有软组织密度、不规则条状影及脂肪密度影；边界不太清楚，常表现一定的浸润性。增强扫描，软组织部分常可明显强化。

【影像鉴别】

腹膜后肿瘤需要与腹膜腔肿瘤鉴别。需与转移瘤相鉴别，但较难作出鉴别。

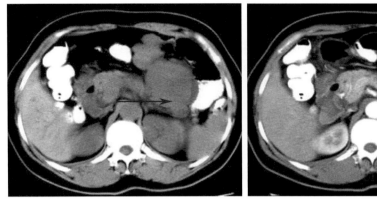

腹膜后区域可见形态略不规则的类椭圆形肿块影，密度比较均匀；边缘大部分清晰，与主动脉和部分肠壁的
边缘模糊，且脂肪间隙消失；周边脂肪的密度比较均匀；增强后动脉期肿块强化并不明显，但可见增多、
增粗、迂曲的供血血管影（病理结果为恶性间叶组织肿瘤）

二、腹膜后淋巴瘤

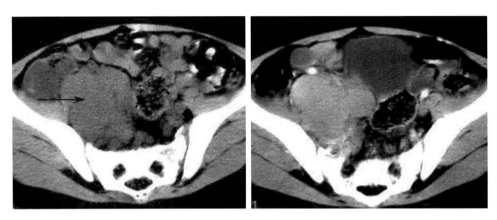

骶椎右前区不规则软组织肿块，边缘光整，密度均匀，增强后均匀强化，右腹股沟区可见肿大淋巴结

【影像表现】

（1）腹膜后多数淋巴结肿大，淋巴结肿大主要累及腹主动脉旁淋巴结，门腔间隙、腔静脉后间隙淋巴结、膈脚后间隙淋巴结以及肾门、脾门淋巴结病变后期有融合趋势，成团块状，密度均匀。

（2）增强扫描稍有强化，如中央发生坏死则表现为环状强化。肿大淋巴结对邻近组织器官形成包绕或压迫移位。

（3）淋巴瘤的结外侵犯以非何杰金氏淋巴瘤更为常见，累及肝脾等器官。

【影像鉴别】

腹膜后淋巴瘤需要与腹膜后原发肿瘤和淋巴结转移瘤相鉴别，确诊困难时常需穿刺活检证实。

【特别提示】

腹膜后淋巴瘤多为全身淋巴瘤的一部分。易发生于中年男性。

三、腹膜后转移瘤

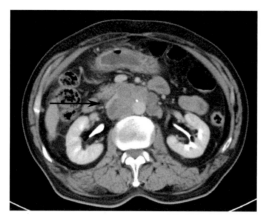

腹主动脉和腔静脉旁多发淋巴结大（有直肠癌病史）

【影像表现】

（1）只有转移癌使淋巴结增大到一定程度才能被 CT 扫描所发现。

（2）淋巴结转移癌可以表现为单个淋巴结肿大，一般直径大于 20mm 为肿大，15～20mm 为可疑。

（3）病变晚期较大的淋巴结中央可出现低密度的肿瘤坏死区，或成簇分布的淋巴结融合形成巨大肿块。

（4）肿大的淋巴结可包绕邻近血管，压迫或推移邻近器官引起压迫症状。

（5）增强扫描有助于肿大淋巴结的分布范围的评价及其与邻近正常结构的鉴别。

【影像鉴别】

腹膜后转移瘤需与反应性增生、肉芽性病变相鉴别。

【特别提示】

原发部位不同，其淋巴转移途径和腹膜后淋巴结受累情况亦不同。

四、腹主动脉瘤

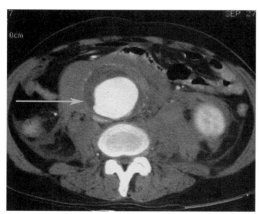
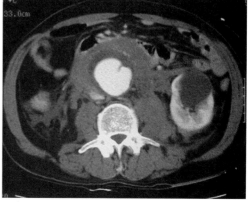

瘤壁可见点状及弧形钙化影，瘤内可见类新月形无强化血栓，瘤腔开放部分明显强化

【影像表现】

（1）真性动脉瘤主要表现为腹主动脉局部梭形扩张，借助 CTA 技术还可显示动脉瘤三维空间关系和血管结构的连续性。

（2）夹层动脉瘤 CT 诊断迅速而准确。平扫：通过分析内膜钙化的移位情况可判定真假腔大小，增强扫描：能清晰显示双腔、内膜片、病变范围以及假腔内血栓形成情况。

【影像鉴别】

（1）动脉粥样硬化导致主动脉迂曲增宽，横断面上易误诊为动脉瘤。

（2）囊性动脉瘤与假动脉瘤鉴别、可以以假性动脉瘤破口、附壁血栓形态进行鉴别。

（3）主动脉夹层的假腔充盈血栓时需与动脉瘤鉴别。

【特别提示】

（1）腹主动脉瘤好发于老年人，男性多于女性，多数无症状。

（2）腹主动脉瘤破裂时，可有剧痛、休克，甚至死亡。

（卞佳）

第6章
泌尿生殖系统

第1节 泌尿系统疾病

一、泌尿系统先天性发育异常

（一）肾脏数目缺如

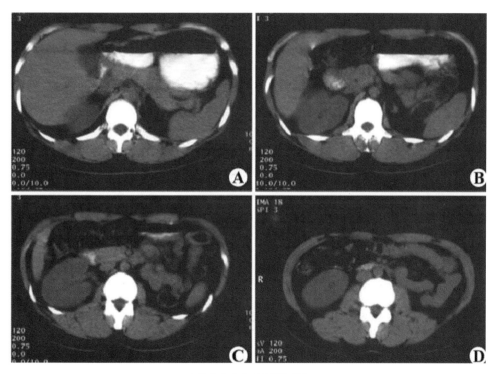

左肾床内未见正常肾脏影像

【影像表现】

肾脏数目异常以一侧肾缺如最常见，亦称孤立肾。CT检查表现为缺侧肾床内无肾影，代之以脂肪、胰体尾或肠管等结构，同侧肾上腺多明确显示；对侧肾代偿性增大。

【影像鉴别】

孤立肾应与异位肾、先天性肾发育不良及手术后肾缺如鉴别。

【特别提示】

孤立肾可伴有其他一些先天性异常，常见为孤立性肾异位和旋转不良。

（二）肾脏位置异常

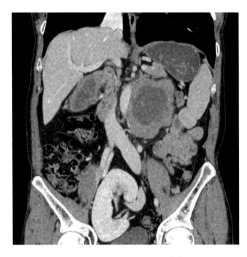

盆腔右侧见肾脏影，伴左上腹腔内精原细胞瘤

【影像表现】

肾床内无肾影显示，为脂肪、胰腺、肠管等结构占据，肾上腺位置正常。于盆腔、下腹部、膈下或胸腔内可见肿块影，形态、密度类似正常肾脏。增强检查其强化方式与正常位置肾脏相同。

【影像鉴别】

低位的异位肾应与肾下垂及游走肾鉴别；肾下垂是由于肾脏支持结构松弛所致，影像学特征是超声或排泄尿路造影卧、立变换体位检查时，肾盂上下位置浮动超过一个半椎体的高径；游走肾位于腹腔内，超声和造影检查，发现当变换体位时游走肾在各个方向上均有明显的动度。

【特别提示】

单纯异位肾为肾脏发育过程中未上升、上升不足或过度所致，异位的肾脏仍居于同侧腹膜后，常伴有旋转异常。

（三）肾脏旋转异常

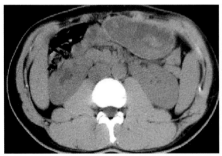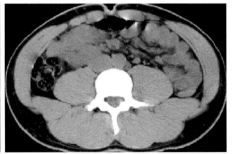

双肾肾门均朝向前外侧

【影像表现】

肾旋转不良表现为肾门朝向异常。

【影像鉴别】

肾旋转不良需要与肿物压迫导致的肾轴转位相鉴别。

【特别提示】

肾脏旋转异常较常见，可单独发生，也可伴有其他异常，如异位肾和融合肾。

（四）肾脏形态异常

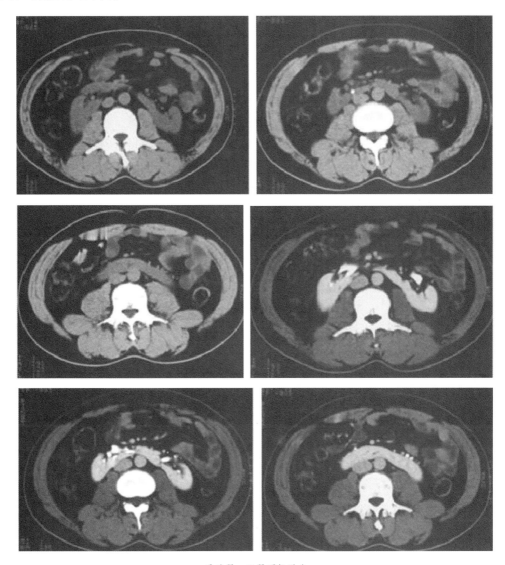

马蹄肾，双肾下极融合

【影像表现】

马蹄肾 CT 检查表现为脊柱前方见连接两肾下极或上极（少见）的实质，其密度及强化表现均同于正常肾，并能显示并发的肾积水等。

【影像鉴别】

马蹄肾的特征是双侧肾脏的上极或下极相连，且多为下极相连，诊断不难。

【特别提示】

肾脏形态异常包括融合肾、分叶肾、驼峰肾和肾柱排列异常。分叶肾、驼峰肾、肾柱排列异常为正常的形态变异。融合肾中最常见的是马蹄肾。

（五）肾脏发育不全

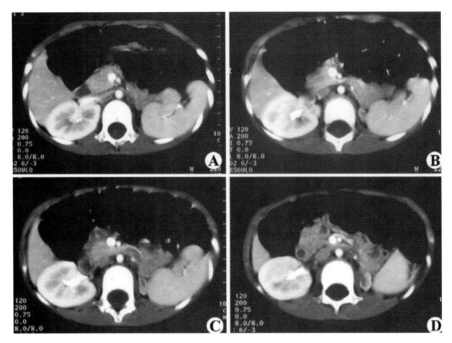

左肾发育不全，体积小

【影像表现】

发育不全的肾脏CT平扫密度及强化表现均类似正常肾脏，只是体积显著缩小。

【影像鉴别】

需与慢性肾盂肾炎和肾血管病变所致的肾萎缩相鉴别。

（1）慢性肾盂肾炎所致的肾萎缩形态不规则，有瘢痕性切迹；

（2）肾动脉病变造成的肾萎缩在血管成像上显示不同类型的肾动脉狭窄，而肾发育不全时肾动脉仅显示细小。

【特别提示】

肾脏发育不全又称侏儒肾，较为少见，一般为单侧，女性多于男性。

（六）肾盂输尿管重复畸形

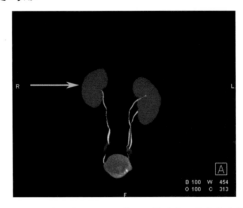

CTU三维图像，左侧可见双肾盂及输尿管，右肾未见异常

【影像表现】

显示同一侧肾区有两套肾盂、肾盏及输尿管，两支输尿管汇合或分别进入膀胱。

【影像鉴别】

肾盂输尿管重复畸形诊断不难。当有上肾盂、输尿管积水时，静脉肾盂造影难以显示畸形，泌尿系 CT 水成像和泌尿系 MR 水成像检查可明确诊断。

【特别提示】

肾盂输尿管重复畸形也称为重复肾，较为常见。为一个肾脏分为上、下两部，各有一套肾盂和输尿管。重复的输尿管可相互汇合，也可分别汇入膀胱。与下肾盏相连的输尿管在膀胱开口位置多正常，而上肾盂之输尿管多为异位开口。临床上可无任何症状。

二、泌尿系结石

（一）肾结石

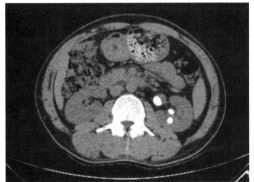
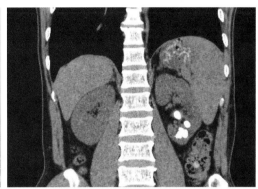
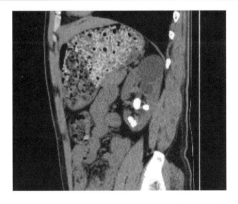

左侧肾盂、肾盏区多发结节状高密度影

【影像表现】

CT 平扫能确切发现位于肾盏和（或）肾盂内高密度结石影，某些阴性结石也可以显示。

【影像鉴别】

应与髓质海绵肾和肾钙质沉着症鉴别，两者钙化均位于肾锥体处，表现为双侧多发病变。小结石需与肾动脉管壁钙化影鉴别。

【特别提示】

肾结石在泌尿系结石中居首位，常见于 20～50 岁男性。通常为单侧性，约 10% 为双侧性。结石可单发或多发。

（二）输尿管结石

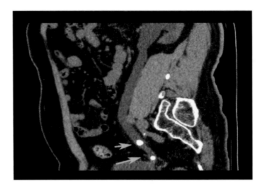

矢状位重建图像，输尿管扩张，下段见高密度结石（箭头）

【影像表现】

输尿管走行区内见高密度影，横断面成点状、结节状，上下径大于横径和前后径，上方输尿管及肾盂不同程度扩张，冠矢状位重建图像显示更佳。

【影像鉴别】

阳性输尿管结石易于诊断，CT平扫并增强检查可增加诊断的准确性。

【特别提示】

输尿管结石多由肾结石下移而来，临床表现为突发性胁腹部绞痛并向会阴部放射，伴有血尿，患者多因典型的临床症状而行影像学检查。

（三）膀胱结石

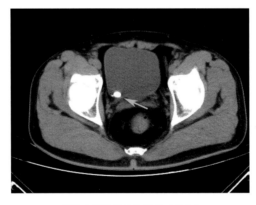

膀胱内见高密度结节影（箭头）

【影像表现】

膀胱结石表现为膀胱腔内致密影。

【影像鉴别】

CT检查对阳性结石可明确诊断，有助于阴性结石的诊断。

【特别提示】

结石分为原发结石和继发结石，原发结石形成于膀胱，继发结石由肾结石或输尿管结石下降而成。结石阻塞膀胱出口时，可导致尿路扩张、积水。

三、泌尿系统感染性疾病

（一）泌尿系统结核

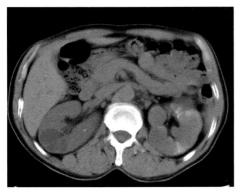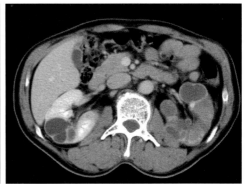

平扫示左肾体积增大，形态不规则，左肾内见多发类圆形低密度影，另见斑片状钙化影；增强扫描可见左肾内多个脓腔

【影像表现】

（1）早期显示肾实质内低密度灶，边缘不整。

（2）增强检查可有对比剂进入肾实质内结核性空洞。

（3）病变进展，显示部分肾盏乃至全部肾盏、肾盂扩张。

（4）肾盂和输尿管壁增厚，范围较广。

（5）肾结核钙化时，显示多发点状或不规则高密度影，甚至全肾钙化。

（6）膀胱壁增厚，萎缩变小，假憩室。

【影像鉴别】

泌尿系结核应与其他炎症及其肿瘤相鉴别，需密切结合临床。

【特别提示】

泌尿系结核多为继发性，最常见的是肾结核。

（二）泌尿系统非特异性炎症

1. 肾脓肿

【影像表现】

（1）早期炎症期表现为略低密度肿块影，增强扫描呈轻度不规则强化。

（2）脓肿成熟期表现为类圆形低密度影，增强扫描脓肿壁呈环形强化，脓腔无强化，部分脓腔内可见低密度气体影。

（3）常可见肾周脂肪间隙密度增高，是感染蔓延至肾周间隙所致；肾周脓肿形成时，表现为肾脏周围脂肪间隙消失，可见混杂密度肿块影，增强扫描呈不规则单发或多发环形强化影。

【影像鉴别】

早期脓肿影像表现缺乏特异性，不易与肾脏肿瘤鉴别。脓肿形成时，具有典型的 CT 影像特征，结合临床表现和实验室检查，较易诊断。

【特别提示】

肾脓肿临床表现为发热，肾区扣痛，起病急骤，尿中白细胞升高。

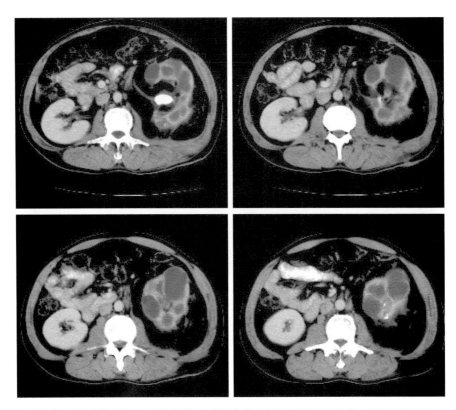

左肾结石伴多发肾脓肿，左肾体积增大，增强扫描见多发环形强化脓肿影，肾脏边缘毛糙，
周围脂肪间隙密度增高

2. 肾盂肾炎

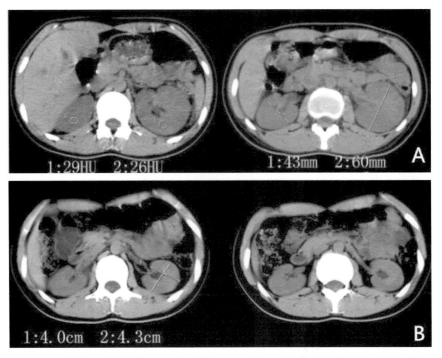

图 A 为治疗前，左肾体积增大，密度不均匀；图 B 为 80 天后复查，左肾形态、密度正常

【影像表现】

（1）急性肾盂肾炎于增强扫描早期可见楔形低密度区，尖端指向肾乳头，边界清晰，随着时间延迟而逐渐分界不清。

（2）慢性肾盂肾炎表现为肾脏体积缩小，边缘不光滑，可见多发深浅不等的切迹，肾实质变薄。

【影像鉴别】

慢性肾盂肾炎需与先天性肾脏发育不全、缺血性肾萎缩等疾病鉴别。

【特别提示】

肾盂肾炎为下尿路感染逆行累及肾脏所致，主要见于女性。慢性肾盂肾炎导致肾萎缩、肾功能不全，由于碘对比剂有肾毒性，一般不宜做增强检查。

3. 黄色肉芽肿性肾盂肾炎

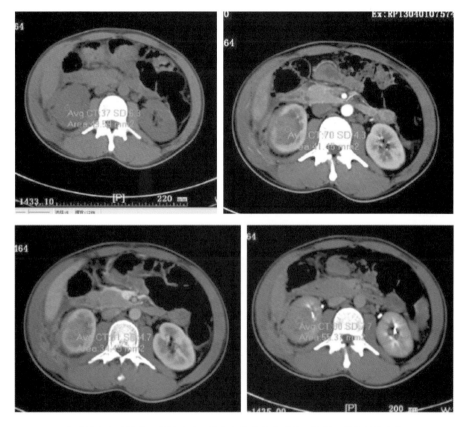

右肾低密度肿块影，边界不清，增强扫描呈轻度强化，肾周、肾旁间隙渗出

【影像表现】

（1）局灶型：平扫表现为肾实质内低密度肿块，CT值可能为负值，增强扫描强化不明显或轻度强化，明显低于肾实质。

（2）弥散型：肾脏弥漫性增大，伴有集合系统结石；肾实质内多发囊实性占位，因含有泡沫细胞CT值可为负值；增强扫描实性成分可有轻度或中度强化，囊性病变区无强化；肾功能减退。肾周筋膜增厚，肾周、肾旁间隙渗出，严重者后腹壁及腰部肌肉形成脓肿，甚至皮肤瘘。

【影像鉴别】

（1）肾肿瘤：肾脏肿瘤一般不合并结石，病变中发现结石对黄色肉芽肿性肾盂肾炎的诊断和鉴别诊断有重要意义。

（2）肾脓肿：脓肿增强扫描呈环形强化，脓腔无强化，边界较清晰。

（3）肾结核：多继发于肺结核，有结核中毒症状，CT 表现为肾内多发类圆形低密度影，多伴有不规则点状或蛋壳样钙化，甚至为弥漫性钙化；肾结核可向下蔓延至肾盂、输尿管，致管壁增厚。

【特别提示】

黄色肉芽肿性肾盂肾炎是一种特殊类型的细菌性肾盂肾炎，临床少见；其病理特征是肾实质破坏，出现肉芽肿、脓肿和泡沫细胞；大多累及一侧，双侧受累者罕见。

四、肾肿瘤

（一）肾细胞癌

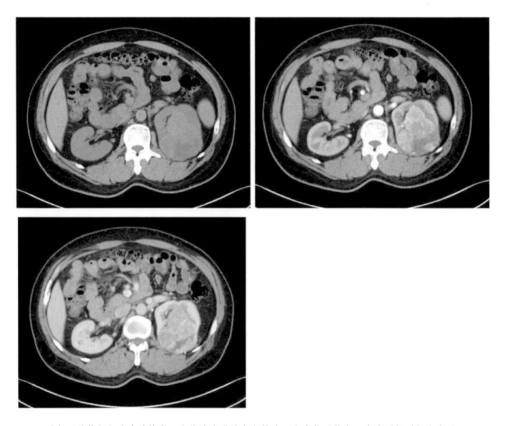

平扫可见软组织密度肿块影，大的肿瘤明显突向肾外；密度较不均匀，内有不规则低密度区。

CT 增强皮质期，肿块呈明显不均一强化

【影像表现】

（1）肾癌平扫表现为肾实质内软组织密度肿块，大的肿瘤明显突向肾外。

（2）肿瘤的密度可低于、高于或类似于周围肾实质；密度较均匀，也可密度不均匀，内有不规则低密度区，代表陈旧性出血或坏死。

（3）少数瘤内可有点状或不规则形钙化。

（4）CT增强皮质期，肿块由于血供丰富呈明显不均一强化；肾实质期和肾盂期，肿块因强化程度减低及周围肾实质显著强化呈相对低密度。

（5）少数肾癌血供不丰富，增强各期密度均显著低于肾实质。

（6）肿瘤向肾外侵犯，致肾周脂肪密度增高、消失和肾筋膜增厚；侵犯肾静脉发生瘤栓时，管径增粗，增强检查其内有低密度充盈缺损；淋巴结转移表现为肾血管或/和腹主动脉周围单个或多个类圆形软组织密度结节。

【影像鉴别】

（1）有明显肾盂侵犯的肾癌与向肾实质侵犯的肾盂癌相鉴别。

（2）少数囊性肾癌与伴有感染、出血的复杂性肾囊肿相鉴别。

（3）肾癌与含脂肪量很少的血管平滑肌脂肪瘤相鉴别。往往需穿刺活检甚至手术才能明确诊断。

【特别提示】

（1）肾细胞癌简称肾癌，是最多见的肾恶性肿瘤。

（2）发病年龄多在40岁以上，男性较女性多见。

（3）多发生在肾上极或肾下极，瘤体血供多丰富，切面为实性，常有坏死、出血和囊变，并可有钙化。

（二）肾盂癌

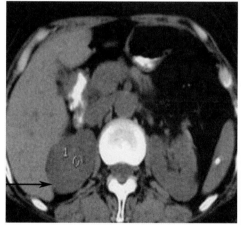
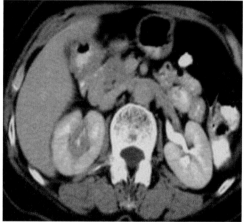

右肾窦区密度比肾实质稍低肿块，肿块周围肾窦脂肪受压、消失。增强检查，肿块仅有轻度强化

【影像表现】

（1）表现为肾窦区肿块，平扫肿块密度比肾实质稍低。

（2）肿块周围肾窦脂肪受压、消失。

（3）可侵入邻近肾实质。增强检查，肿块仅有轻度强化，延时扫描对比剂聚集变形的肾盂肾盏，显示肿瘤造成的充盈缺损。

（4）冠状位 MIP 重建能更好地显示肿瘤与肾盂的关系。

【影像鉴别】

肾盂癌应与肾盂内阴性结石及血块鉴别。阴性结石在 CT 上密度较高，无强化；血块在 CT 上密度稍高，无强化。

【特别提示】

肾盂癌好发于40岁以上男性，80%～90%为移行细胞癌，包括乳头状和非乳头状移行细胞癌，前者呈息肉状改变，后者呈结节状或扁平状，表现为肾盂增厚，浸润性生长，肿瘤可向下种植至输尿管和膀胱。

（三）肾母细胞瘤

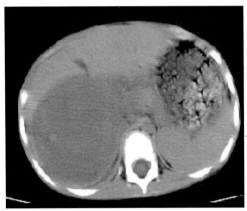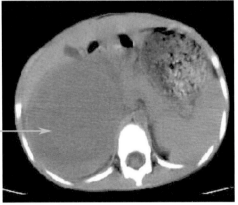

肾区有向周围生长的巨大肿块，瘤内密度大部分尚均匀

【影像表现】

（1）平扫：肾区有往周围生长的巨大肿块，常因瘤内出血、坏死密度不均匀，可见钙化类密度和脂肪类密度。

（2）增强扫描、病灶实质部分轻度强化，正常肾脏在肿瘤边缘呈新月形围绕，称"边缘征"。肿瘤外侵：肾周脂肪模糊、狭窄、消失，深筋膜增厚。

（3）肿瘤侵犯腹膜的脏层或壁层、肠系膜和大网膜，常伴腹腔积液。

【影像鉴别】

肾母细胞瘤需与肾细胞癌相鉴别。

【特别提示】

肾母细胞瘤又称肾胚胎瘤、Wilms瘤，是儿童期常见的肿瘤，肿瘤生长极快，可有出血、坏死、囊性变。

（四）肾血管平滑肌脂肪瘤

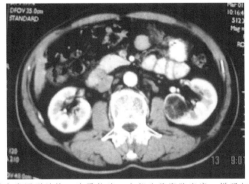

左肾内类圆形肿块，边界较清，大部分呈脂肪密度，增强扫描见
分隔样强化，脂肪成分无明显强化

【影像表现】

平扫表现为混杂密度肿块影，血管平滑肌呈软组织密度，脂肪密度极低，钙化少见，增强扫描可清楚显示肿块边界，肌肉组织轻度强化，畸形血管明显强化，脂肪成分无强化。

【影像鉴别】

（1）肾癌：平扫呈等或低密度肿块，增强扫描明显强化，呈"快进快退"表现，有假包膜。

（2）嗜酸细胞瘤：少见的肾脏良性肿瘤，CT 平扫表现为球形稍低密度影，边界清楚，增强扫描呈轻度均匀强化，较大的肿瘤中心可见星形瘢痕，瘤周有包膜。

【特别提示】

发生在肾上极的血管平滑肌脂肪瘤应与肾上腺髓脂瘤鉴别，两者均含有脂肪成分，易于混淆，CT 增强检查有助于鉴别。

五、输尿管肿瘤

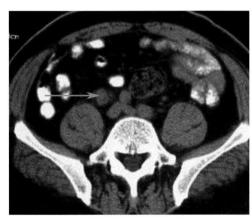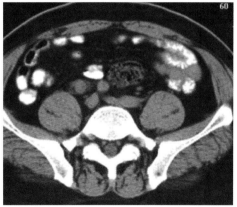

右侧输尿管腔内可见软组织密度影，其上段输尿管略扩张

【影像表现】

（1）病变上方输尿管、肾盂、肾盏不同程度扩张、积水。

（2）肿块呈软组织密度，增强扫描呈轻中度强化，较大者形态不规则，可累及周围组织。

（3）CT 检查可清楚显示肿瘤有无临近结构的侵犯及淋巴结转移。

【影像鉴别】

输尿管肿瘤需与输尿管结石及血块鉴别。

【特别提示】

输尿管肿瘤较少见，80％左右为恶性肿瘤。多见于男性。平均发病年龄为 60 岁；输尿管恶性肿瘤以移行细胞癌最为常见。

六、膀胱肿瘤

【影像表现】

（1）CT 可发现膀胱壁的肿块，突入膀胱腔，肿块不规则，增强可见大部分肿块均匀强化，偶见有坏死无强化区。

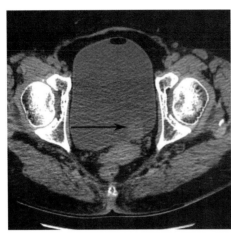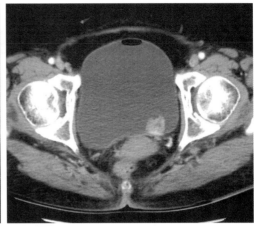

膀胱壁的肿块突入膀胱腔，不规则，增强可见肿块稍欠均匀强化

（2）影像学检查还能发现膀胱癌对周围组织和邻近器官的侵犯，以及盆腔淋巴结转移。

【影像鉴别】

膀胱癌与少见的非上皮性肿瘤如平滑肌瘤、淋巴瘤以及非肿瘤性腺性膀胱炎有时不易鉴别，需行膀胱镜检查并活检明确诊断。

【特别提示】

（1）膀胱癌是最常见的膀胱肿瘤，常见于 40 岁以上男性，临床症状多为无痛性血尿，晚期出现尿频、尿痛、尿急和排尿困难。

（2）膀胱癌的好发部位为膀胱侧壁和三角区。

（3）主要通过淋巴道转移到局部淋巴结，晚期可发生血道转移。

七、肾囊性疾病

（一）肾囊肿

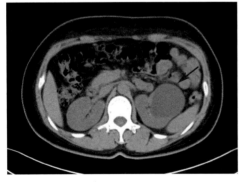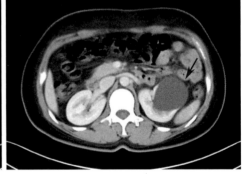

左肾中内可见囊状低密度影（箭头），边界清，无明显强化

【影像表现】

（1）肾实质内见圆形低密度病灶，形态规则，边界清楚。

（2）单个或多个或双侧同时见有病灶，病灶大小不等，其内无分隔。

（3）增强扫描无强化，显示病变更清楚。

（4）肾脏大小及形态基本正常。

（5）当病灶较小或其内有出血或感染时，可使病变密度升高，边缘模糊。

【影像鉴别】

肾囊肿应与肾细胞癌、肾血管平滑肌脂肪瘤相鉴别。

【特别提示】

肾单纯性囊肿极为常见，大多起于皮质，常突出肾外，囊内偶有分隔，偶可发生钙化。

（二）多囊肾

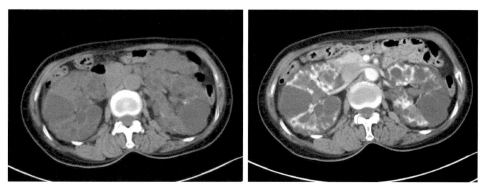

双肾多发类圆形水样密度，增强检查无强化

【影像表现】

（1）CT 检查显示双肾增大，双肾布满大小不等圆形或卵圆形囊肿，多发类圆形水样密度，增强检查无强化。

（2）CTU 尿路造影检查显示双侧肾盂肾盏普遍受压拉长、变形和分离，呈"蜘蛛足"状改变。

【影像鉴别】

需与双肾多发单纯囊肿鉴别，后者肾脏增大不明显，囊肿数目少，且无阳性家族史。

【特别提示】

（1）多囊肾即多囊性肾病变，系遗传性病变，分成人型和婴儿型，其中成人型常合并多囊肝。

（2）临床上常在 30～50 岁出现症状，表现为腹部肿块、高血压和血尿等，晚期多死于肾衰竭。

八、肾外伤

【影像表现】

（1）肾挫裂伤：肾内条状、不规则形低密度区，可伴有小点状、片状高密度影。

（2）肾实质血肿：团块状高密度影。

（3）包膜下血肿：半月形高密度影，随时间延长密度减低。

（4）肾包膜破裂：肾周或腹膜后积血。

（5）增强扫描：有助于显示较轻的病变。

【影像鉴别】

肾外伤首选检查方法为 CT。同时密切结合临床。

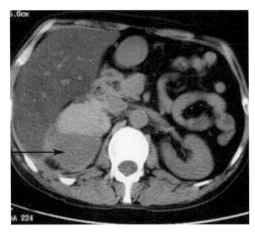

右肾被膜下可见团状血样密度增高影；脂肪肝

【特别提示】

肾外伤常见的包括肾被膜下血肿、肾周血肿，肾实质内血肿及肾挫裂伤。

第2节　男性生殖系统疾病

一、良性前列腺增生

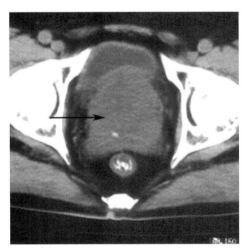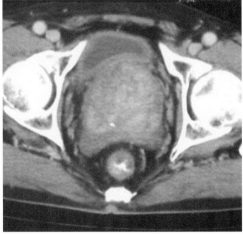

前列腺对称性增大，密度均匀，边缘光滑锐利，增强扫描强化稍欠均匀

【影像表现】

（1）前列腺对称性增大，横径大于 5cm；或在耻骨联合以上 2cm 或更高层面见到前列腺。

（2）前列腺密度多均匀，边缘光滑锐利，前列腺内常见点状钙化。

（3）增强扫描，增生的中央腺体在早期为对称性显著强化，延迟扫描全部前列腺趋于均匀强化。

（4）显著的前列腺增生可压迫并突入膀胱颈部，其表现似膀胱内肿块。

【影像鉴别】良性前列腺增生主要应与前列腺癌相鉴别，前者多发生在前列腺中央区和移行区，很少发生在边缘区，而后者则相反；此外，增强扫描时，前者强化较明显，而后者只轻度强化。

【特别提示】良性前列腺增生是老年男性的常见病，60岁以上发病率高达75%。增生主要发生在移行区和中央区，增生的组织形成多发球状结节，正常前列腺组织受挤压被推向外围而形成假性包膜，大的增生结节可突入膀胱。

二、前列腺癌

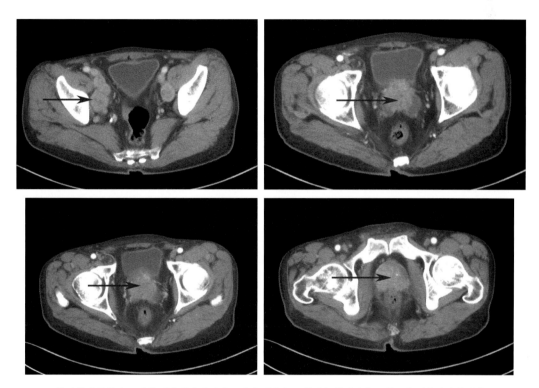

前列腺明显增大，边缘不规则呈分叶状，密度不均匀。增强扫描动脉期，显示前列腺癌病灶强化
程度高于正常组织；盆腔内见明显强化肿大淋巴结

【影像表现】

（1）早期前列腺癌：前列腺增大、轮廓轻度隆起而无密度异常。

（2）进展期前列腺癌：CT表现为前列腺明显增大，边缘不规则呈分叶状，密度不均匀。

（3）增强扫描动脉期：显示前列腺癌病灶强化程度高于正常组织。

（4）邻近器官受侵改变：精囊受侵时，造成精囊增大和膀胱精囊角消失；膀胱受侵时，显示膀胱壁增厚并可形成分叶状肿块。

（5）转移征象：盆腔淋巴结肿大、远隔器官转移和/或骨转移。

【影像鉴别】

（1）前列腺癌首先必须与前列腺增生鉴别（见前列腺增生）。

（2）应与膀胱底肿瘤、膀胱内血凝块鉴别，其中以MRI为最佳鉴别手段。

【特别提示】

前列腺癌是老年男性常见的恶性肿瘤，前列腺癌主要发生在前列腺周围带（约占70％），20％发生于移行带。

三、睾丸肿瘤

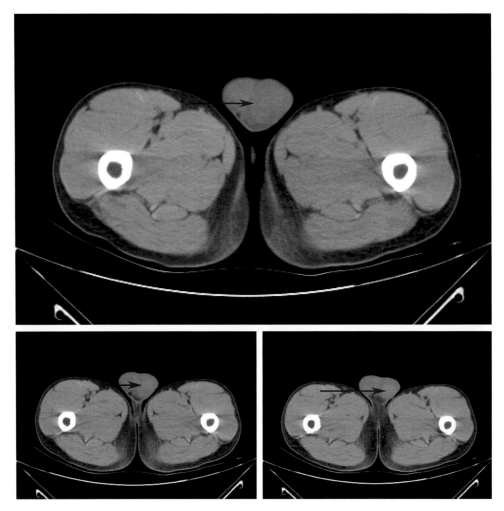

左侧阴囊里可见团状软组织密度影

【影像表现】

CT表现为睾丸体积增大，密度增高，呈软组织肿块影，边界常显示不清。

【影像鉴别】

睾丸肿瘤应与睾丸内血肿和局限性睾丸炎等鉴别。

【特别提示】

（1）睾丸肿瘤比较少见，但大多数为恶性肿瘤，其中最常见的是精原细胞瘤，占40％～50％，其次为胚胎性癌、畸胎癌等。

（2）多数恶性睾丸肿瘤早期即可发生转移，主要经过淋巴道，最先转移到肾门附近的腹主动脉及下腔静脉旁淋巴结。

（3）临床上以20～40岁青壮年多见，最常见的症状是无痛性睾丸肿大及沉重感。

第3节　女性生殖系统疾病

一、子宫平滑肌瘤

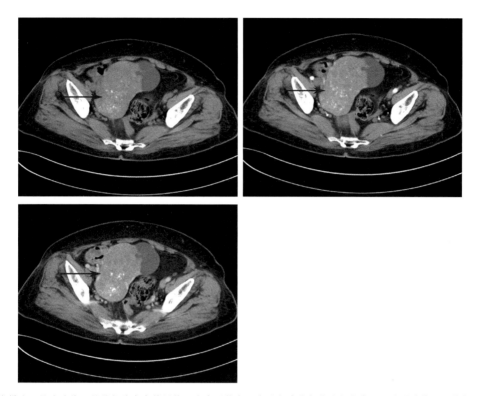

子宫增大，呈分叶状，见局部外突实性团块，密度不均匀，内见斑片状钙化及低密度影，边界清楚，不均匀强化

【影像表现】

子宫增大，可呈分叶状表现或有局部向外突起的实性团块，主要见于较大的肌层肌瘤或浆膜下肌瘤。质地多较为均匀，边界清楚，增强扫描可有不同程度强化。其内可有坏死、钙化。

【影像鉴别】

(1) 子宫肌瘤应与平滑肌肉瘤和宫体癌鉴别。

(2) 肌瘤伴玻璃样变、出血及坏死时可类似宫体癌的 CT 表现。

【特别提示】

(1) 子宫肌瘤又称子宫平滑肌瘤，是女性生殖系统最常见的良性肿瘤，好发年龄为 30～50 岁，发病率为 5%～15%，约占女性全身肿瘤的 20%。

(2) 肌瘤可单发、多发，并见于子宫任何部位，但绝大多数（95%）发生于宫体。

(3) 根据肌瘤所在位置可分为黏膜下肌瘤、肌壁间肌瘤和浆膜下肌瘤。

二、子宫内膜癌

【影像表现】

(1) 早期癌肿较难发现，病变局限于内膜时，CT 及 MRI 可显示正常。

(2) 侵犯肌层时，子宫不对称性增大，表现为宫腔内不规则肿块影，边界不清楚，CT

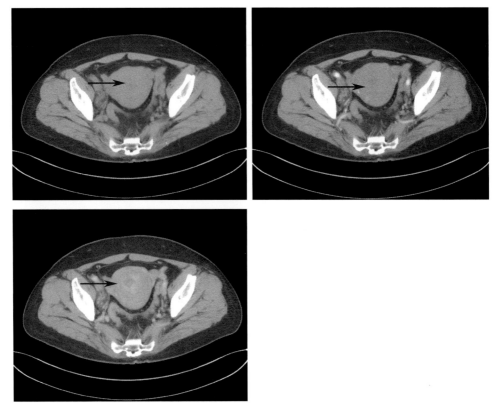

子宫明显增大，宫腔显示不清，见软组织肿块影，密度不均。增强扫描后病灶呈不均匀较明显强化

呈低密度。

（3）增强扫描肿瘤组织呈不规则强化。

（4）当发生广泛转移时，可见盆腔的脂肪间隙消失；有时可见肿大淋巴结。

【影像鉴别】

应与变性的子宫肌瘤、多发肌瘤、平滑肌肉瘤相鉴别。

【特别提示】

（1）子宫内膜癌是女性生殖系统的常见恶性肿瘤，发病率仅次于宫颈癌，发病峰值年龄为 55～65 岁。

（2）肿瘤最初位于子宫内膜，其后向外侵犯子宫肌层，并可向下延伸侵犯宫颈；淋巴转移是常见的转移方式。

（3）子宫内膜癌侵犯范围分期

① Ⅰ期：肿瘤限于子宫体。

② Ⅱ期：肿瘤侵犯子宫颈。

③ Ⅲ期：肿瘤侵犯至宫外，但范围限于真盆腔。

④ Ⅳ期：肿瘤侵犯膀胱、肠管或发生远隔性转移。

三、子宫颈癌

【影像表现】

（1）T_1 期：宫颈不规则增大或偏心性增大，宫颈边缘光滑，周围结构清楚。

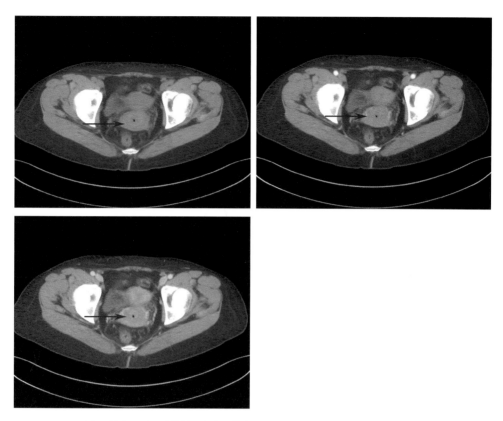

子宫颈增大，壁环形增厚，密度不均匀，内见低密度区。增强扫描，病灶呈不均匀较明显强化。周围脂肪间隙模糊

（2）T$_2$ 期：肿瘤宫旁浸润，宫颈外缘不清，子宫旁软组织块。

（3）T$_3$ 期：肿瘤侵犯盆壁，可见不规则条索状或肿块直接蔓延至闭孔或梨状肌，累及输尿管可导致肾盂输尿管积水。

（4）T$_4$ 期：肿瘤侵犯直肠、膀胱，表现为直肠、膀胱壁不对称增厚。

（5）子宫颈癌淋巴结转移首先转移到髂外和髂内组淋巴结。

【影像鉴别】

（1）影像学上宫颈癌需与侵及宫颈、宫旁、膀胱和直肠的晚期阴道癌鉴别。

（2）宫颈癌阻塞子宫颈管开口时可导致子宫腔扩大，而当子宫内膜癌累及子宫颈管时，与宫颈癌难鉴别。

【特别提示】

（1）子宫颈癌是女性生殖系统常见恶性肿瘤之一。发病年龄以 45～55 岁居多。

（2）早期常无自觉症状，肿瘤晚期可侵犯邻近组织、器官，并发生盆腔淋巴结转移。

（3）临床分期

① Ⅰ 期：肿瘤完全限于宫颈。

② Ⅱ 期：肿瘤延伸超过宫颈，但不达盆壁和阴道下 1/3。

③ Ⅲ 期：肿瘤延伸至盆壁或阴道下 1/3。

④ Ⅳ 期：肿瘤延伸超过盆腔或侵犯膀胱、直肠。

四、卵巢囊肿

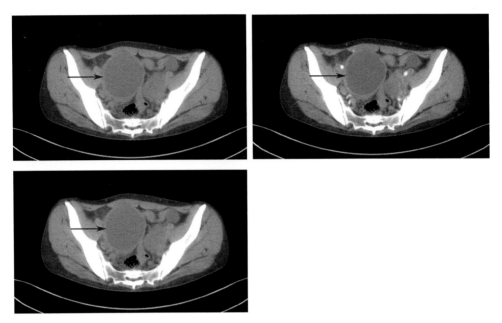

子宫右侧附件区可见囊状低密度影，其内密度均匀，边界清，增强扫描未见明显强化

【影像表现】

CT 表现为盆腔附件区或子宫直肠陷窝处的均一水样密度、大小不等的肿块影，呈圆形或椭圆形，边缘光滑整齐，壁薄，一般无分隔。

【影像鉴别】

（1）CT 检查可显示卵巢囊肿，根据其 CT 表现，一般不难作出诊断，但多不能确定囊肿的类型。

（2）极少数囊肿也可出现分隔，与卵巢囊腺瘤难以鉴别。

【特别提示】

卵巢囊肿是女性盆腔肿块最常见的原因之一，包括单纯性囊肿和功能性囊肿。

五、卵巢肿瘤

（一）卵巢上皮性肿瘤

1. 浆液性囊腺瘤和黏液性囊腺瘤

【影像表现】

（1）盆腔肿块，直径多大于 10cm，巨大者可占据大部分盆腹腔。

（2）肿块轮廓光滑，边界清楚，呈水样密度，黏液性者密度较高。

（3）常为多房或单房，囊壁和分隔较薄且均匀一致。

（4）增强检查可显示囊壁和内隔强化。

【影像鉴别】

主要与卵巢癌相鉴别，卵巢癌多呈囊实性，囊壁或分隔厚薄不均，或可见壁结节，周围结构有受侵表现，常有腹水和腹膜后淋巴结肿大。

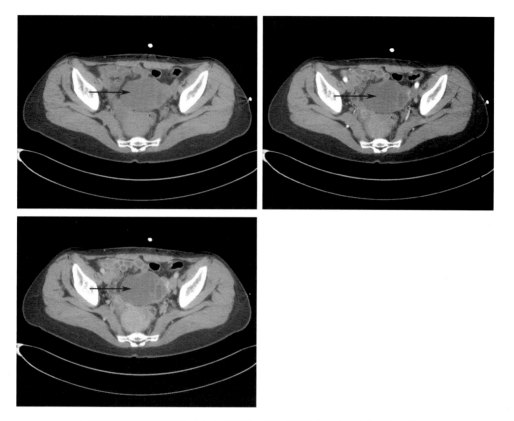

左侧附件区可见卵圆形的均匀水样密度；囊壁薄而均匀一致，边缘清晰、锐利，
内可见分隔，增强扫描分隔及壁可见强化

【特别提示】

（1）卵巢囊腺瘤是卵巢最常见的良性肿瘤，约占 45%，有浆液性囊腺瘤和黏液性囊腺瘤之分，发病年龄以 20～50 岁居多。

（2）浆液性囊腺瘤的囊壁由单层纤毛上皮细胞构成，囊液为稀薄浆液，恶变率为 35%～50%。

（3）黏液性囊腺瘤一般为单侧多房，比较大，囊壁由单层高柱状细胞构成，囊内为稠厚的黏液，其恶变率为 5%～10%。

2. 卵巢浆液性囊腺癌和黏液性囊腺癌

【影像表现】

（1）病变呈圆形、分叶或不规则形肿块，2/3 病例为双侧卵巢发病。

（2）肿块密度可为单一囊性、实性或囊实性。囊性和囊实性的囊壁厚薄不均。少数瘤体内可见钙化灶。

（3）瘤体大小不一，大者可占据盆腔、下腹部。轮廓大多不规则，边缘较模糊。

（4）增强扫描肿瘤实性部分呈轻到中等度强化，囊变或坏死区不强化。

（5）转移征象：腹水，瘤体与周围结构分界不清，大网膜转移，腹腔转移，"腹膜假性黏液瘤"，钙化性转移，腹腔淋巴结肿大。

【影像鉴别】

（1）卵巢囊腺癌应与子宫内膜异位症（卵巢巧克力囊肿）相鉴别。后者呈较大囊性，有

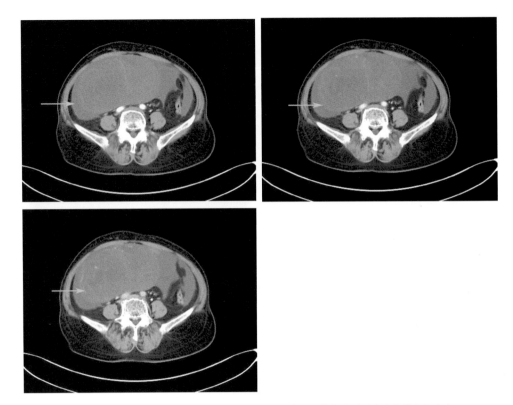

盆腔内巨大不规则形囊实性肿块，囊壁厚薄不均，内见不均匀分隔及条片状软组织密度，
增强扫描不均匀强化，周围见液体密度影

新鲜出血时呈高密度，增强扫描不强化，临床上有痛经史。

(2) 应与卵巢囊腺瘤相鉴别。后者囊壁薄而均匀，实性成分较少。

【特别提示】

(1) 卵巢癌是卵巢最常见恶性肿瘤，来源于卵巢上皮组织，占卵巢恶性肿瘤的90%，多发生于40岁以上妇女。

(2) 以浆液性囊腺癌最为常见，约占所有卵巢恶性肿瘤的50%，双侧者约为50%，主要来源于浆液性囊腺瘤的恶变，黏液性囊腺癌和子宫内膜样癌次之。

(3) 卵巢癌的瘤体可为单纯囊性或实性，也可为囊实性，其内常有出血、坏死。

(4) 转移方式主要是直接侵犯包膜，破坏包膜后侵犯邻近组织、器官，并向全腹腔扩散、种植；也可经淋巴转移；血行转移较少见。

(5) 临床分期

① Ⅰ期：肿瘤限于卵巢。

② Ⅱ期：肿瘤有盆腔内延伸，累及子宫、输卵管或盆腔其他组织。

③ Ⅲ期：肿瘤发生腹膜腔转移，包括网膜和/或腹膜后、腹股沟淋巴结转移。

④ Ⅳ期：发生远隔转移，包括胸部、肝脏转移。

(二) 卵巢生殖细胞肿瘤—卵巢畸胎瘤

【影像表现】

单侧或双侧附件区圆形或椭圆形边界清楚的肿块，肿块内可含有脂肪形成的低密度影，以及由牙齿或发育不全的骨骼形成的结节状、条片状、不规则形状的高密度钙化影和软组织

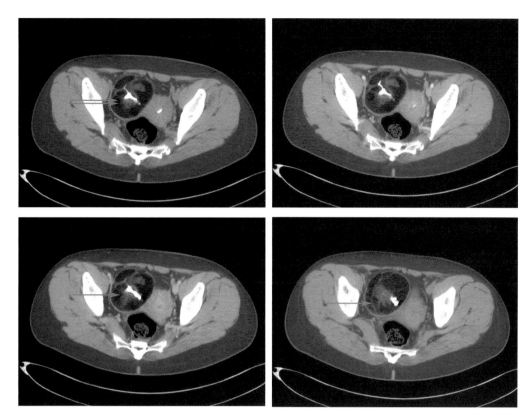

右侧附件区椭圆形边界清楚的脂肪密度肿块，其内含有不规则形状的高密度钙化影和软组织成分

成分，还可见到皮脂样物质漂浮在由碎屑、头发、脂肪和液体所组成的脂肪液体平面，改变体位，其内容物可随重力而改变位置。

【影像鉴别】

卵巢畸胎瘤类囊型需与卵巢囊腺瘤和卵巢巧克力囊肿相鉴别。

【特别提示】

（1）卵巢畸胎瘤是卵巢最常见的囊实性肿瘤，有成熟畸胎瘤和不成熟畸胎瘤两种。

（2）其中成熟畸胎瘤占95％以上，多为良性肿瘤，好发于生育期女性，而未成熟畸胎瘤占20岁以下女性所有恶性肿瘤的20％。

（3）成熟畸胎瘤外观呈圆形或椭圆形，囊性，表面光滑，直径一般为5～10cm，常为单房，主要内容物为外胚层组织，包括皮肤、皮脂腺、毛发，部分有牙齿和神经组织，也可有脂肪、软骨等中胚层组织。

（三）卵巢性索间质肿瘤—纤维卵泡膜瘤

【影像表现】

多为单发圆形、卵圆形或分叶状软组织肿块应，有完整包膜，大部分边缘清晰；肿瘤体积较小时，密度较均匀，较大时密度多不均匀，可见斑片状、裂隙状低密度影，为肿瘤囊变所致；实性成分密度低于肌肉密度；增强扫描大多数肿瘤呈轻度强化，强化程度低于子宫肌层。

【影像鉴别】

主要与浆膜下子宫肌瘤、卵巢纤维瘤、卵巢恶性实质性肿瘤鉴别。

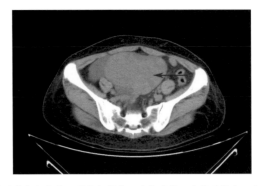

子宫前方盆腔内见软组织占位，形态欠规整，边缘清楚，密度不均匀，内见条片状低密度

【特别提示】

卵巢纤维卵泡膜瘤起源于卵巢性索间质组织，少见，多为良性，有内分泌功能；好发于绝经期妇女；常伴有雌激素升高及腹水。

第4节 肾上腺疾病

一、库欣综合征

（一）肾上腺增生

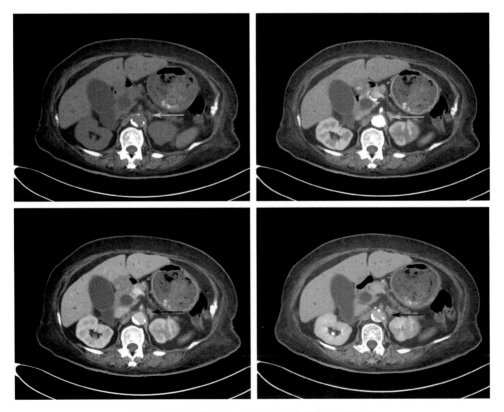

左侧肾上腺弥漫性增大，其内未见异常密度灶及强化灶

【影像表现】

双侧肾上腺弥漫性增大，双侧肢体厚度大于 10mm 和/或面积大于 150mm^2，密度和形态正常。

【影像鉴别】

若影像学检查显示双侧肾上腺弥漫性增大，则可确诊为肾上腺皮质增生。

【特别提示】

肾上腺增生属于功能亢进性病变。由于增生的组织结构不同而致临床表现各异。

（二） Cushing 腺瘤

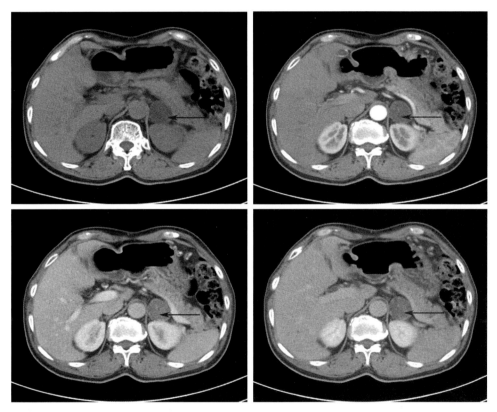

左侧肾上腺椭圆形肿块，边缘光滑，增强扫描轻度强化，同侧残部和对侧肾上腺萎缩

【影像表现】

（1）肿块密度均一，类似或低于肾脏密度；圆形或椭圆形，边界清楚；大小多为 2～3cm。

（2）增强扫描：肿块快速强化和迅速廓清。

（3）非病变处肾上腺萎缩。

【影像鉴别】

影像上常难与肾上腺非功能性腺瘤鉴别，诊断必须结合临床资料。

【特别提示】

库欣综合征为肾上腺皮质束状带增生，分泌过多皮质醇所致，临床上常见于女性，表现为向心性肥胖、满月脸、皮肤紫纹和血、尿皮质醇增高

（三）原发性肾上腺皮质癌

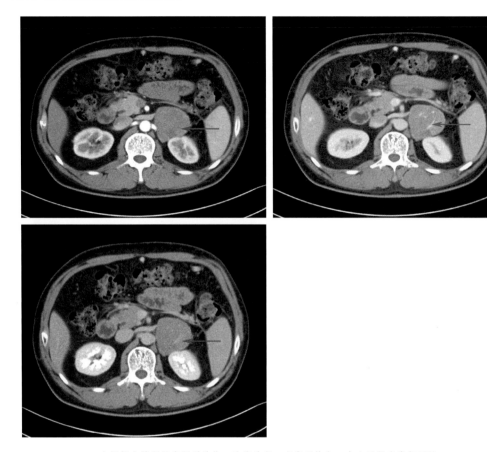

左侧肾上腺区见类圆形肿物，边缘清晰，密度不均匀，中心见低密度坏死区，
实体部分强化，坏死区无强化

【影像表现】

（1）较大肿块，直径常超过 7cm，呈分叶、卵圆形或不规则形，可因坏死出血而密度不均。

（2）增强扫描不均匀强化。

（3）可有静脉癌栓、淋巴结转移。

【影像鉴别】

典型的影像表现伴有库欣综合征或其他内分泌异常时，可诊断为肾上腺皮质癌；当无内分泌异常，则肿块难与肾上腺其他非功能性肿瘤鉴别，如肾上腺神经节细胞瘤或较大的非功能性腺瘤。

【特别提示】

（1）发病年龄：第一个高峰<5 岁，第二个高峰 31～50 岁，女性明显多于男性。

（2）肿瘤体积多数较大，90％以上的患者发现肿瘤时直径超过 6cm。

（3）肿瘤内部容易发生坏死、出血，肿瘤极易穿破包膜侵犯周围组织器官，易出现肝、肺、骨及淋巴结转移。

（4）5 年生存率为 20％。

二、原发性醛固酮增多症

（一） Conn 腺瘤

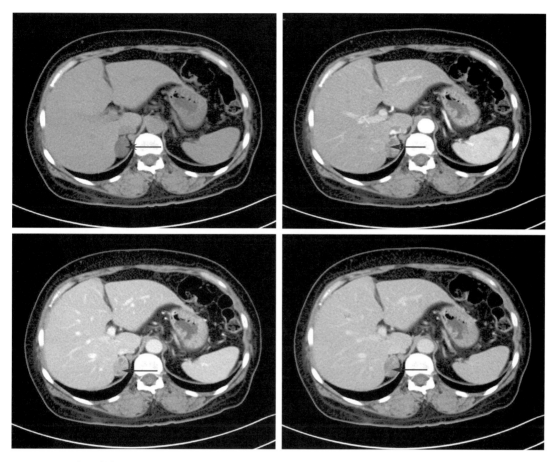

右肾上腺椭圆形肿块，边缘光滑，平扫呈水样低密度，轻度不均匀强化，同侧残部肾上腺受压、
变形，但无萎缩性改变，对侧肾上腺表现正常

【影像表现】

（1）类圆形、椭圆形小肿块，直径在 2cm 以下。边界清楚，与肾上腺侧支相连。呈均一水样密度。

（2）增强扫描轻度强化，动态增强表现为快速强化和迅速廓清。

【影像鉴别】

需要与肾上腺囊肿鉴别。

【特别提示】

Conn 综合征为肾上腺皮质球状带增生，分泌过多醛固酮所致，临床表现为高血压、肌无力、低血钾和血、尿醛固酮增高。

（二） 肾上腺皮质增生

双侧肾上腺常显示正常，少数者表现为弥漫性增大，偶尔，增生可致肾上腺边缘有一个或多个小结节，直径甚至可达 7～16mm，密度类似正常肾上腺或稍低。

三、嗜铬细胞瘤

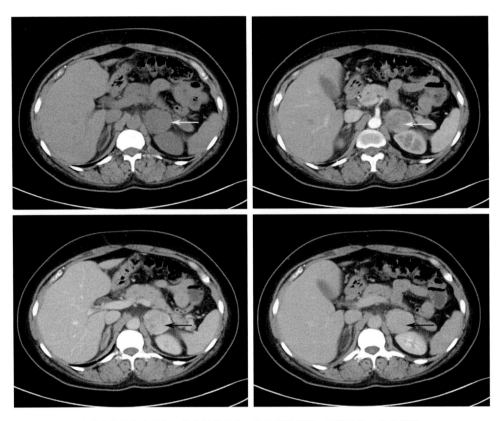

左肾上腺区较大肿块，肿块呈类圆形，实性稍低密度，密度不均，边缘清晰；
增强检查，肿块实性部分发生明显强化

【影像表现】

（1）肾上腺区见圆形、类圆形或分叶状肿块。

（2）肿块大小差异很大，多数为 3～5cm；直径＜3cm 者，84％为实性，密度（信号）均匀；≥3cm 者，70％出现坏死、出血和囊变，典型者表现为中心囊变区。

（3）肿块位于肾上腺外者和较小者多密度均匀，呈实性，少数可钙化。

（4）增强检查：肿瘤实体部分延迟性强化，可持续至 15～20 分钟，坏死囊变区不强化。CT 增强扫描可诱发高血压危象，慎用。

（5）提示恶性肿瘤的征象：瘤体较大（直径通常大于 7cm）；形态不规则；边界不清楚；内部极不均匀；邻近器官受侵犯甚至远处转移。出现转移是恶性嗜铬细胞瘤的可靠征象。

【影像鉴别】

临床拟诊为嗜铬细胞瘤时，CT 检查发现肾上腺较大肿块，并有上述表现，可诊断为肾上腺嗜铬细胞瘤，若肾上腺区未发现异常，应考虑行相关部位检查，如腹主动脉旁、后纵隔、颈总动脉旁或膀胱壁，以发现异位嗜铬细胞瘤。

【特别提示】

（1）肾上腺嗜铬细胞瘤是发生于肾上腺髓质的肿瘤，产生和分泌儿茶酚胺。

（2）嗜铬细胞瘤也称为"10％肿瘤"，即 10％肿瘤发生于肾上腺之外，10％为双侧、多发肿瘤，10%为恶性肿瘤和10%为家族性。

（3）临床可发生于任何年龄，多见于20～40岁。

（4）实验室检查，24小时尿中儿茶酚胺的代谢产物香草基扁桃体酸明显高于正常值。

四、肾上腺非功能性腺瘤

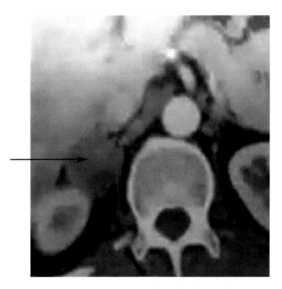

右肾上腺圆形肿块，边缘光滑，水样密度，增强扫描轻度强化，迅速廓清

【影像表现】

（1）双侧圆形、椭圆形和分叶状肿块。

（2）密度可均匀或不均，直径2～5cm。

（3）增强扫描均匀或不均匀强化。

【影像鉴别】

非功能性腺瘤要注意与转移瘤鉴别，CT动态增强检查，腺瘤具有前述表现特征，据此可明确诊断。

【特别提示】

非功能性腺瘤占腺瘤的90%左右，平均发病年龄为40岁。有完整的包膜，内富含脂类物质。

五、肾上腺转移瘤

【影像表现】

（1）单侧或双侧圆形、椭圆形和分叶状肿块。

（2）密度可均匀或不均，直径2～5cm，也可较大。

（3）增强扫描肿块呈均一或不均一强化。

【影像鉴别】

转移瘤很大程度上依赖于临床资料，有原发瘤时，可诊断转移瘤；无原发瘤时，双侧肾上腺转移瘤应与肾上腺结核、嗜铬细胞瘤鉴别；单侧转移瘤需与非功能性皮质癌、神经节细胞瘤鉴别。

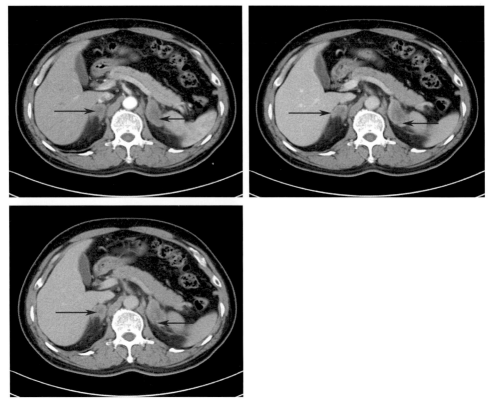

双侧肾上腺区不规则软组织密度影，边缘毛糙，周围脂肪间隙局部模糊，增强扫描明显不均匀强化

【特别提示】

肾上腺转移瘤临床上较为常见，其中以肺癌居多。转移部位多为肾上腺髓质，较大肿瘤内可有坏死和出血。转移瘤极少造成肾上腺功能改变。

（张珊珊　房俊芳）

第7章
骨骼肌肉系统

第1节　骨关节发育畸形

一、先天性髋关节脱位

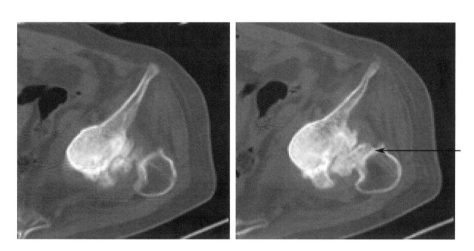

左侧髋臼浅而不规则，左侧股骨骨骺较对侧发育小，左侧股骨骨骺位于 Perkin 方格
的外上象限，Shenton 线不连续，C-E 角变小

【影像表现】

（1）髋臼浅而不规则，股骨头较对侧发育小，常出现骨骺的缺血坏死。

（2）常用的测量方法

① 内侧关节间隙（泪滴距）：干骺端的内侧与相邻髋臼壁的距离，一般不超过 1.5mm。

② 外侧线（Calve 线）：髂翼的外侧面与股骨颈外侧面的弧状连线，连续为正常。

③ Shenton 线：上耻骨支的下缘与股骨颈的内侧缘的弧状连线，连续为正常。

④ Perkin 方格：正常股骨头骨骺位于内下象限。

⑤ C-E 角：5～8 岁正常值为 19°，9～12 岁为 12°～25°，13～30 岁为 26°～30°，C-E 角减小提示髋关节脱位。

【特别提示】

（1）先天性髋关节脱位患者，女孩是男孩的 5 倍，有家族史发病率更高，多为双侧发病。

（2）本病新生儿发病率为 1‰。一般生后 4 个月（行走前），表现为大腿内侧皮纹不对称，下肢不等长；患儿行走后，出现会阴部增宽，跛行及"鸭步"，患肢外展受限，双下肢不等长。

二、脊柱畸形

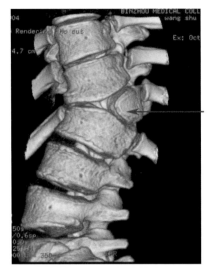

本病例为CT三维重建图像，病变累及1个椎体，呈半椎体畸形，
非对称性分布，同时有脊柱侧弯畸形

【影像表现】

可累及一个或多个椎体，常同时有脊柱侧弯畸形；胸椎半椎体常有肋骨发育畸形；由半椎体引起脊柱侧弯或后突者，由于代偿作用会产生明显的骨赘。

【特别提示】

病变多起病于婴幼儿时期，随着患儿发育，症状逐渐加重，出现脊柱畸形，严重时引起胸廓及肋骨发育畸形，影响患儿心肺功能的发育。病变多发生于胚胎时期，椎体软骨原基左右对称，若一侧发育不全，形成半椎体畸形，如双侧发育不全，椎体完全缺失。

三、椎缘骨

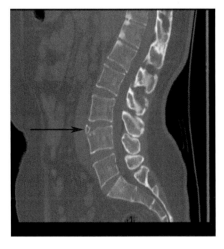

L4椎体前上缘局限性骨质缺损，游离骨块位于缺损区
前方，边缘硬化，周围无软组织改变

【影像表现】

最常见于 L4 及 L5 的前上缘。CT 示椎体前部局限性骨质缺损，游离骨块位于缺损区前方，边缘硬化，周围无软组织改变，有时缺损区见软组织密度影，为突出的椎间盘。

【影像鉴别】

（1）椎体前缘骨折：常有急性外伤史，椎体边缘骨块与椎体骨质缺损相吻合，无硬化带，CT 可见周围软组织损伤征象。

（2）骨质破坏：密度常不均匀，边缘不规则，周围无硬化带。

（3）椎体前缘骨质增生：与椎体紧密相连，密度较高，高密度中不含软组织密度影。

（4）板间骨（骨隙骨）：为椎间韧带的钙化影，呈等腰三角形（侧位片），位于椎间隙前缘的正中，底与椎体前缘平齐，尖向内指向椎间盘，两相邻椎角完整。

【特别提示】

（1）椎缘骨又称为椎体前缘软骨结节、边缘骨、永存骨骺和椎角离断体等。好发于青少年，因青少年时期的软骨板与椎体融合不牢，在受到异常挤压时容易破裂，其破裂的软骨板未得到及时治疗时，则在异位与椎体融合，形成前移的水平骨赘，而破裂区遗有裂隙为髓核组织充填。

（2）在腰椎影像检查中经常会遇到，多见于椎体前上角，次为前下角，偶见于后上角，罕有发生于椎体侧缘者。

第2节　骨与关节创伤

一、骨折

（一）桡骨远端骨折

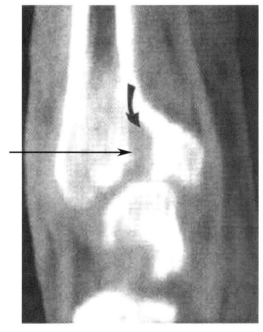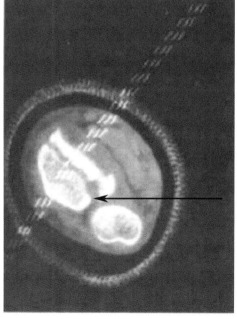

桡骨远端骨折远折断端向背侧移位，碎骨片移位

【影像表现】

桡骨远端距关节 2~3cm 处骨折，骨折向掌侧成角，远折断端向背侧移位，背侧皮质嵌插，严重时导致尺侧韧带断裂，合并尺骨小头脱位。

【特别提示】

Colles 骨折是临床上较常见的一种骨折，一般有以下征象：尺骨长，桡骨短，远端桡尺关节脱位，桡骨远端骨折，远断端向背侧移位，尺骨茎突有游离骨块。桡骨远端骨折是腕部创伤发生率最高的骨折之一，多见于中老年人。

（二）股骨颈骨折

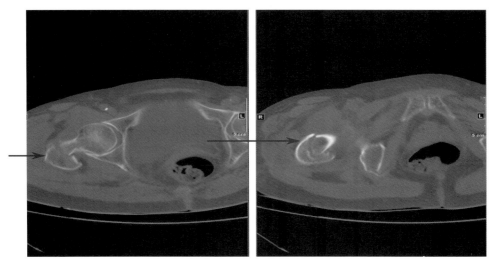

股骨颈骨折，骨皮质不连续，断端略错位

【影像表现】

股骨颈骨折根据解剖结构分为头下型、经颈型、基底型，按移位程度分为不完全骨折、完全骨折无移位、完全骨折部分移位、完全骨折完全移位。

（三）足跟骨粉碎性骨折

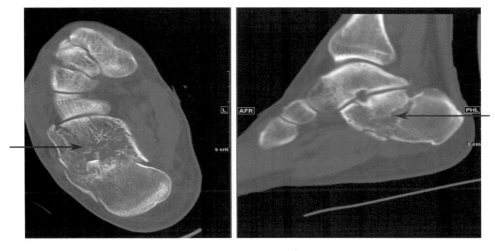

足跟骨粉碎性骨折，碎骨片移位

【影像表现】

足跟骨粉碎性骨折，见多发线样低密度影，骨碎片部分错位，伴周围软组织肿胀。

（四）胫骨上段骨折

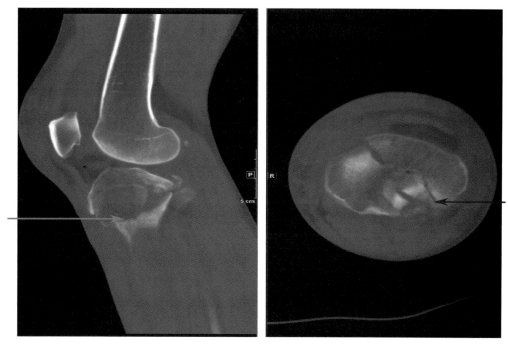

胫骨上段粉碎性骨折，周围见游离骨碎片

【特别提示】

胫骨上段骨折多发生于暴力冲击，易损伤腘动脉及周围神经。

（五）脊柱骨折

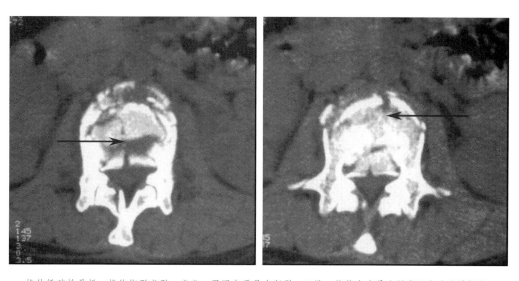

椎体粉碎性骨折，椎体楔形变形、变扁，周围皮质骨有断裂，凹陷。椎体内有骨小梁嵌压的致密骨折线，部分骨折片向周围移位或向椎管内移位。导致椎管狭窄，双侧横突骨折

【影像表现】

（1）椎体骨折：有压缩性骨折和粉碎性骨折。压缩性骨折表现为椎体楔形变形、变扁，周围皮质骨有断裂、凹陷或凸出成角；或椎体内有骨小梁嵌压的致密骨折线；或椎体上角有骨折块。粉碎骨折，部分骨折片向周围移位或向椎管内移位。

（2）椎弓骨折：一个椎弓环变为两个椎弓，或分裂为上下两个半环，或两个椎弓结构不清，间距增大。

（3）椎板骨折：有纵行或横行骨折线。

（4）横突骨折：为腰肌猛烈收缩牵拉引起的骨折。常为多发横突骨折，但要注意如果平片质晕不好或有骨质疏松，则难以定诊或遗漏。

（5）棘突骨折：有纵行和横行水平骨折。多数表现为伤及棘突上部分分离。

（6）椎旁血肿：表现为脊柱旁软组织增厚、膨隆或形成棱形肿块。

（7）过屈型脊柱损伤：表现为椎体压缩折，小关节骨折或骨折脱位，后部棘间韧带撕裂、棘突骨折棘间距离增大。

（8）过伸型脊杜损伤：前纵韧带撕裂，椎间关节突前后分离或骨折，棘间和棘上韧带撕裂。

【特别提示】

一般脊柱外伤病人，多需要CT及MRI进一步检查，CT有利于观察脊柱骨折的碎骨块的移位方向，MRI有利于观察脊髓是否有损伤。

（六）骨盆骨折

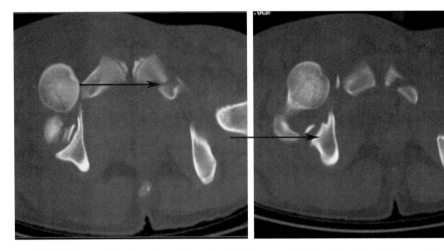

左侧耻骨支骨折，略移位，右侧髋关节内见小骨块影，右侧股骨头脱出于髋关节窝内，右侧股骨颈骨折

【影像表现】

（1）骨盆损伤有骨盆边缘骨折、骨盆环骨折或脱位，后者发生率高达80%以上。

（2）骨盆环骨折以耻骨上支骨折发生率最高，CT可以显示骨盆环骨折的移位情况以及骨折线累及部位，对于微小骨折的显示优于X线的显示。

【特别提示】

骨盆入口是一个坚硬的骨环。造成骨折，必须是外力非常猛烈，直接暴力如房屋倒塌、重物砸伤、机器挤压、车祸压伤、高处跌下等，均可直接造成耻坐骨、髂骨或骶骨骨折。骨盆容纳很多重要脏器，包含着肠管、生殖泌尿系统，并有大血管、神经和淋巴系统通过，骨盆骨折常合并这些脏器损伤。

二、关节创伤

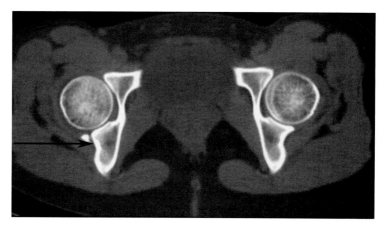

右侧髋关节窝后部骨折，碎骨块移位不明显

【影像表现】

（1）关节脱位：CT 可见关节窝区空虚，关节对位关系部分或完全脱离。

（2）关节囊内骨折：多见于肘关节，其次为踝关节、膝关节，CT 可清晰地显示骨折线累及的范围、程度及骨块移位的方向。

【特别提示】

髋臼骨折多为股骨头脱位时撞击髋臼顶所致，偶发于骨盆骨折波及髋臼，CT 检查优于 X 线。

第3节　骨坏死和骨软骨病

一、股骨头骨骺缺血坏死

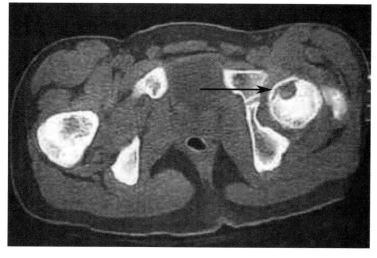

左侧股骨头骨骺体积变小密度增高，内可见囊状低密度影

【影像表现】

（1）早期以骨质硬化和骨发育迟缓为主，股骨头骨骺骨化中心变小，密度均匀增高，骨纹消失，关节间隙增宽，髋关节肿胀，滑膜增厚，股骨头骨骺边缘部新月形透亮区。

（2）进展期坏死骨骺内肉芽组织增生为主，骨骺更为扁平且不均匀密度增高，骨质坏死为小致密骨块，内可出现大小不等的囊状透亮区，并有新生骨。

【影像鉴别】 本病需与髋关节结核相鉴别，后者骨破坏周围较少有硬化带，临近关节骨质疏松广泛，早期就有关节间隙狭窄。

【特别提示】 3～14岁儿童X线出现髋关节间隙内侧增宽和股骨头二次骨化中心外移高度怀疑本病，本病治疗及时股骨头骨骺大小、密度及结构可逐渐恢复正常，若治疗不及时，可以出现股骨头帽状畸形，股骨颈变短，大粗隆升高，颈干角缩小，形成髋内翻及髋关节半脱位。本病好发于3～14岁男孩，多为单侧受累，也可两侧先后发病，本病进展缓慢。

二、股骨头缺血坏死

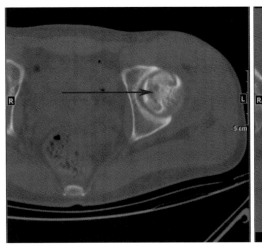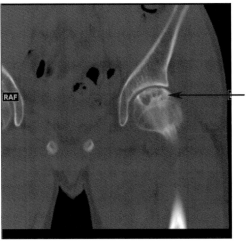

右侧股骨头局限性增生硬化，内可见囊状透光区

【影像表现】

早期，股骨头外形完整，无碎裂，其内部星芒状结构变形，并可见点片状和条带状密度增高影，晚期股骨头塌陷、碎裂，股骨头星芒状结构消失，出现斑片状、条带状高密度硬化区和软组织低密度影。

【影像鉴别】

（1）退变性囊肿：多位于关节面下，形态规整，无明显股骨头塌陷。

（2）暂时性骨质疏松：MRI出现长T1长T2，但信号短期可恢复正常。

（3）骨岛：多为孤立的圆形硬化区，密度高，边缘光滑。

【特别提示】

成人股骨头缺血坏死近年来日趋增多，其病因多为激素治疗、外伤、饮酒等，特发性亦不少见。好发于30～60岁男性，大多双侧受累，出现髋部疼痛，活动受限，跛行，4字征阳性，晚期关节活动受限，肢体缩短等。

第4节 骨关节化脓性感染

一、急性化脓性骨髓炎

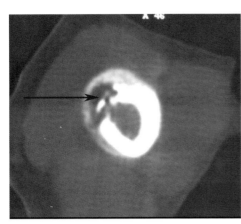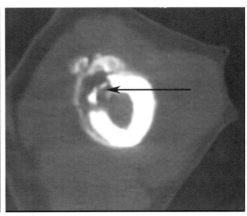

软组织肿胀，肌间隙模糊，股骨虫蚀状骨破坏区，破坏区边缘模糊、形态不规则，骨破坏区见轻度骨质增生，可见死骨形成，骨膜增生

【影像表现】

（1）急剧发病及深部剧痛，高热、无力、白细胞计数增高，局部软组织红肿及压痛，多见于长骨，发病率依次为胫骨、股骨、肱骨、桡骨。

（2）软组织肿胀，肌间隙模糊或消失，皮下组织与肌间分界模糊，皮下脂肪内出现网状致密影。

（3）骨质破坏，虫蚀状骨破坏融合成大的破坏区，破坏区边缘模糊、形态不规则，骨破坏同时出现骨质增生，骨破坏很少跨过骺板累及骨骺。

（4）沿骨长轴形成小片或长条状高密度影，死骨形成。

（5）骨膜增生，骨皮质表面形成葱皮状、花边状或放射状致密影，一般同骨内病变范围相符，也可超越病变范围。

【影像鉴别】

本病应与成骨肉瘤、尤文肉瘤相鉴别，需要临床、影像学和病理三者密切相结合。

【特别提示】

本病一般起病比较急，突然出现高热，寒战，一侧肢体剧痛，局部软组织肿胀，压痛明显，白细胞计数增高。多见于长骨，发病率依次为胫骨、股骨、肱骨、桡骨。出现不同范围的骨质破坏，新生骨形成，出现骨膜反应，并有死骨形成，其中以骨质破坏周围骨密度增高为特点。

二、慢性化脓性骨髓炎

【影像表现】

（1）可出现明显广泛的骨质和骨膜增生，骨小梁增多、增粗，骨皮质增厚，髓腔变窄或消失，骨干增粗，边缘不规则。

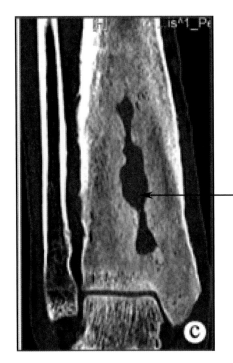

右侧胫骨内部出现椭圆形骨质破坏区，边缘整齐，周围绕以骨硬化带，并出现明显广泛的
骨质和骨膜增生，骨皮质增厚，髓腔变窄或消失，骨干增粗

（2）骨质破坏一般较局限，多呈圆形或椭圆形，边界清。

（3）密度较高的游离骨块，死骨形成，其外部包以脓液。

（4）CT 比 X 线更容易发现死骨和骨内脓肿。

【影像鉴别】

不典型骨髓炎应与骨样骨瘤、硬化型骨肉瘤相鉴别。骨肉瘤发现软组织肿块作为重要鉴别点，骨样骨瘤与感染性病变需要 MRI 进一步鉴别。

【特别提示】

本病还包括两种特殊类型的化脓性骨髓炎。

（1）慢性骨脓肿（Brodie 脓肿）：好发生于身体抵抗力特别强的病人，以胫骨上下端，桡骨远端常见，表现为圆形、椭圆形或不规则形骨质破坏区，边缘整齐，周围绕以骨硬化带。长轴与骨长径一致。破坏区内少有死骨，多无骨膜增生。

（2）硬化性骨髓炎（Garre 硬化性骨髓炎）：多发生于低毒力感染，致病菌毒力较弱，故引起的骨质破坏范围较小，但周围骨质及内外骨膜因长时间刺激而明显增生硬化。易累及胫骨、股骨。多见于青少年。可见大范围骨密度增高，皮质增厚，髓腔变窄或闭锁，骨外缘不规则，骨干变粗，无或轻微骨破坏，无死骨存在。

三、化脓性关节炎

【影像表现】

（1）早期，关节肿胀，关节间隙增宽，密度增高，周围软组织肿胀，局部可出现骨质疏松。继而，关节间隙狭窄，软骨面下骨质出现透亮区，可以出现大块的骨质破坏和死骨。

（2）晚期，关节破坏，可以出现关节强直，周围软组织内出现钙化。

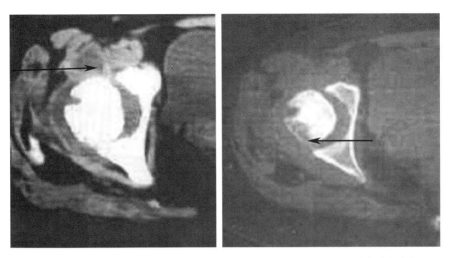

左侧髋关节增厚，肿胀，内可见囊状低密度影，股骨头可见骨质破坏，骨皮质部连续

【影像鉴别】

本病依据临床表现、影像学表现可以进行诊断，但需要与关节结核相鉴别，后者病程较长，症状体征不明显，以关节骨质破坏、骨质疏松为主。

【特别提示】

CT检查显示复杂关节骨质破坏和脓肿侵犯的范围较平片敏感，磁共振显示滑膜炎和关节积液比平片和CT敏感，并可以显示关节囊、韧带、肌腱、软骨等病变。

第5节　骨关节结核

一、脊椎结核

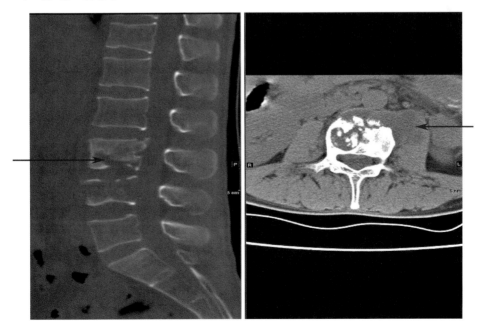

腰椎椎体骨质破坏，轻度后突畸形，腰大肌脓肿形成

【影像表现】

（1）骨质破坏，椎体塌陷变扁或呈楔形，根据发生的部位不同可分为中心型、边缘型、韧带下型、附件型，其中以边缘型最多见。

（2）椎间隙变窄或消失，晚期可引起相邻椎体互相嵌入融合而难以分辨。

（3）后突畸形，可伴有侧弯。

（4）结核易侵入周围软组织形成冷脓肿，在颈椎易形成椎前脓肿，在胸椎形成椎旁脓肿，而腰椎形成腰大肌脓肿。

（5）死骨，多表现为砂砾状死骨。

【影像鉴别】

（1）化脓性脊柱炎：多表现为单节或者双节发病，进展迅速，骨质增生硬化明显，可有骨桥形成。

（2）脊柱转移瘤：椎弓根破坏为最明显的征象，其很少累及椎间盘及韧带下；而结核很少累及单个椎体及椎弓根。

（3）椎体压缩骨折：有明确外伤史，椎体受压呈楔形，一般无骨质破坏及椎间隙变窄。

【特别提示】

本病发病隐匿，病程缓慢，可出现低热、食欲差和乏力等全身症状，局部脊柱可受压，活动受限。

二、关节结核

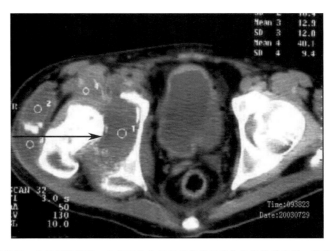

右侧髋关节骨质破坏，关节间隙增宽，内部可见软组织密度影以及片状密度增高影，关节周围软组织肿胀

【影像表现】

（1）骨型关节结核：可表现为关节骨质破坏，关节间隙不对称性狭窄，关节周围软组织肿胀。

（2）滑膜型关节结核：早期表现为关节肿胀；随着病变发展侵犯软骨和关节面，一般首先累及非承重面，上下骨面对称受累，关节软骨破坏较晚，引起关节间隙狭窄，骨端骨质疏松，周围肌肉萎缩变细；晚期关节面及破坏边缘清楚并可出现硬化。

【影像鉴别】

（1）化脓性关节炎：一般起病急，症状、体征比较重，病程进展快，关节破坏出现较早，进而出现关节间隙变窄，骨质破坏一般伴有增生硬化，骨质疏松不明显。

（2）类风湿关节炎：一般从关节边缘起病，对称性累及多个关节，易出现骨质疏松。

【特别提示】

本病多见于少年和儿童，大多累及一侧持重关节，以髋关节和膝关节最多见。

三、骨结核

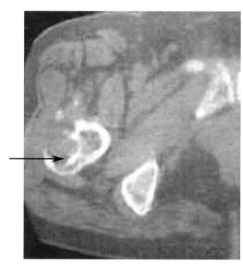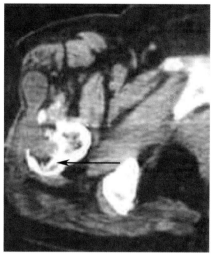

右侧股骨头见不规则骨质破坏，内可见斑片状钙化，相邻软组织增厚

【影像表现】

（1）本病分为中心型和边缘型。

（2）中心型：局限边缘清楚的骨质破坏，病灶周围无明显骨质增生，骨膜反应轻微。

（3）边缘型：多见于骺板愈合后的骺端，骨质破坏可伴薄层硬化缘。

【影像鉴别】

本病需要与累及骺板的肿瘤相鉴别，如成软骨细胞瘤、骨囊肿等。成软骨细胞瘤发生于骨骺，病变边缘有一薄的硬化边，没有骨质疏松及冷脓肿。骨囊肿好发于干骺端，为卵圆形，边缘清晰，无死骨。

【特别提示】

本病以股骨下端、胫骨上端及肱骨上端多见，以破坏为主，很少有骨膜增生，干骺端结核最易穿过骨骺板侵及骨骺和关节，很少向骨干发展。

第6节 骨肿瘤与肿瘤样病变

一、成骨性肿瘤

（一）骨瘤

【影像表现】

（1）可分为致密型骨瘤及松质型骨瘤、混合型骨瘤。

（2）颅骨骨瘤多为致密型，呈圆形、类圆形密度均匀致密的小骨性突起，基底与骨板相

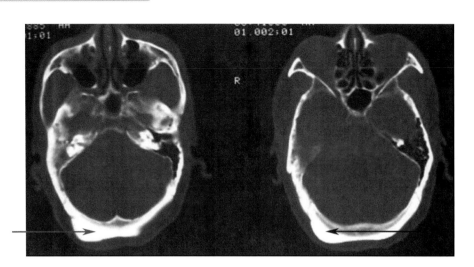

右侧枕骨可见类圆形密度均匀致密的小骨性突起，基底与骨板相连，骨皮质为正常骨皮质连续

连，骨皮质为正常骨皮质连续；位于颅内板生长的，板障增宽，内板可受压，但不引起板障膨胀及破坏，肿瘤可向颅内突入，但很少跨越骨缝。

（3）副鼻窦骨瘤多见于额窦及筛窦，常为单发，圆形、类圆形或分叶状，可有蒂，密度均匀，边缘光滑，肿瘤较小时可无症状，长大可充满窦腔，引起阻塞性鼻窦炎，甚至可使窦壁隆起，形成畸形。

【影像鉴别】

（1）骨岛：表现为骨内的致密影，边缘清楚，有骨小梁相连。

（2）骨软骨瘤：发生于软骨成骨的骨骼，多以宽基地与母骨相连，背离关节面生长。

（3）骨旁骨肉瘤：多见于股骨远端，肿块密度高呈象牙样，无软组织成分，与骨皮质相连或者有一透亮间隙。

【特别提示】

本病为较多见的良性骨肿瘤，发病率仅次于骨软骨瘤。此肿瘤起源于骨膜内层或骨内膜，只见于膜内成骨的骨骼，肿瘤发生于儿童时期，但常于成年后才开始出现症状，多见于20～40岁，好发部位依次为颅骨、面骨、下颌骨，其中以额窦多见，次为筛窦、眼眶等。

（二）骨样骨瘤

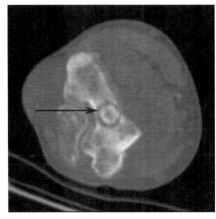
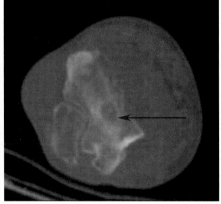

右肱骨下端见圆形密度降低区，为一明显的透亮区，出现钙化及骨化，周围骨质密度不均匀，可见轻度硬化及密度减低区

【影像表现】

（1）肿瘤"瘤巢"，早期表现为圆形或类圆形密度降低区，1～1.5cm，中期瘤巢表现典型，为一明显的透亮区，晚期为成熟期，可出现钙化及骨化，按部位不同分为皮质型、松质型、骨膜下型。

（2）肿瘤"瘤巢"一般存在反应骨。位于骨皮质的肿瘤，周围有广泛的骨质硬化及骨膜反应骨；位于骨膜下的肿瘤，骨质硬化及骨膜反应均较局限或缺如；位于松质骨的肿瘤如股骨颈，"瘤巢"可较大而周围可无反应骨硬化，发生于短骨的可无骨膜反应，只见骨旁软组织肿块，位于脊椎骨的可使脊椎出现侧弯，"瘤巢"周围有轻度硬化环，易侵及椎板，椎弓、关节突等，引起关节退行性变，关节间隙变窄。

【影像鉴别】

（1）应力性骨折：一般有长期劳损史，有特定的好发部位，部分可以看见骨折线。

（2）慢性骨脓肿：多见于干骺端，骨破坏区较大，一般无钙化和骨化影，一般有炎症症状。

【特别提示】

本病原因不明，肿瘤组织主要是骨样组织及不典型的骨组织，肿瘤生长缓慢，男性多于女性，男女比例为（2～4）∶1。好发于10～25岁，可发生在任何骨骼的任何部位。以股骨、胫骨多见，其他如腓骨、足部距、跟骨次之，发病缓慢，疼痛是主要特征，服水杨酸钠药物可暂时缓解疼痛，为此病特点。

（三）骨肉瘤

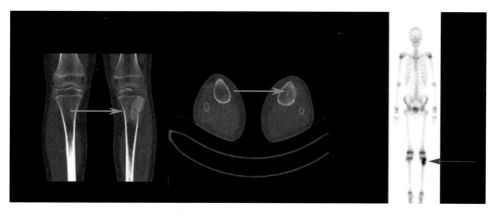

左侧胫骨上端骨内可见大片高密度肿瘤骨影；骨外局部软组织略肿胀，其内可见絮状瘤骨，
骨膜反应明显，骨质破坏轻微；SPECT检查示病变区呈高浓聚

【影像表现】

（1）基本X线征象

① 骨质破坏：浸润型破坏，呈鼠咬状、斑片状骨缺损，骨皮质缺失；

② 骨膜反应：呈层状、光芒样或放射状，形成骨膜三角（Codman三角）；

③ 肿瘤骨：呈斑片状、针状、棉絮样或象牙质样骨化区；

④ 软组织肿块：密度高于周围软组织，边界不清，其内可有瘤骨。

（2）成骨型：早期，骨内瘤骨呈高密度的象牙质样或低密度的棉絮状；发展期骨内瘤骨范围加大，密度增高，骨外软组织肿块，其内可见针样瘤骨，骨膜反应明显，骨质破坏轻微。

（3）溶骨型：早期，小范围的骨质缺损区，呈不规则斑片状，边缘模糊，线状或带状骨膜反应；进展期，大片溶骨性骨质破坏，骨皮质虫蚀状破坏、消失，边缘模糊，骨膜增生、破坏，形成骨膜三角，出现骨外软组织肿块，大多无新骨形成。

（4）混合型：溶骨性骨质破坏和瘤骨，骨膜增生、破坏，形成骨膜三角，出现骨外软组织肿块，其内可见针样瘤骨。

【影像鉴别】

（1）成骨型需要与以下疾病相鉴别。

① 成骨型转移瘤：发病年龄较大，表现为骨松质内多发骨硬化灶，边界清晰，骨硬化少见。

② 化脓型骨髓炎：一般骨破坏、新生骨、骨膜反应从早期到晚期有一定的规律，早期既可以发生广泛的软组织肿胀。

（2）溶骨型需要与以下疾病相鉴别。

① 骨巨细胞瘤：发生于干骺端愈合的骨端，呈偏心性膨胀性骨破坏，内无新生骨。

② 骨纤维肉瘤：好发于骨干，呈溶骨性破坏，骨膜反应较少，一般无肿瘤骨。

③ 溶骨型转移瘤：发病年龄较大，一般无骨膜反应及软组织肿块。

【特别提示】

骨肉瘤是一种最常见的原发性恶性骨肿瘤，多发生于10～25岁的青少年，大约3/4的病例发生于20岁以下，好发于四肢长骨干骺端，以股骨下端、胫骨上端最多见（约占全部病例的70%～80%），其特点是恶性程度高、发展快、转移早（多向肺内转移）、死亡率高。临床表现主要是疼痛，早期为间歇性隐痛，以后渐变为持续性剧痛，相应部位肿胀，表浅静脉怒张，局部皮温升高，压痛明显，血碱性磷酸酶升高。

二、成软骨性肿瘤

（一）骨软骨瘤

【影像表现】

（1）长骨端见带蒂或广基底的骨性突起，背向关节或垂直于骨干生长。骨干皮质延续至肿瘤，其顶端为圆管形或菜花状的软骨帽。可见不规则的斑片状软骨钙化及骨化。

（2）肿瘤内有与骨干相连的松质骨。

（3）肿瘤压迫附近正常骨骼，使其移位变形或骨质缺损，伴硬化边缘。

【影像鉴别】

（1）骨旁骨瘤：来源于骨皮质表面，但不与母体骨髓腔相连。

（2）表面骨肉瘤：基底部一般不与母骨相连。

【特别提示】

发病年龄多在儿童，而在10～25岁始来就诊，约2/3病人肿瘤随骨骺愈合而停止发展。男性多于女性，好发部位是在长骨骨端肌腱附着处。以股骨远端、胫骨上端最多，腓骨上、下端亦较常见，桡骨下端、肱骨上端、胫骨下端次之，肿瘤早期没有症状，可触及骨性硬块，表面光滑或凹凸不平，不能移动，无压痛。表面软组织无改变，关节附近的肿瘤可影响关节活动及骨干畸形。肿瘤突然长大迅速及发生疼痛，应考虑可能为恶性变。

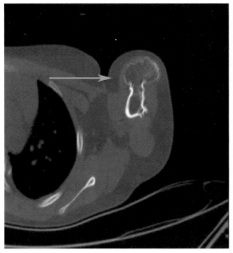

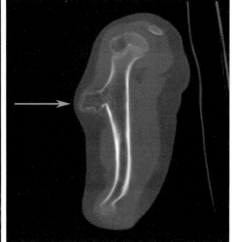

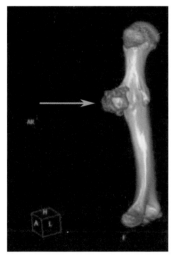

左肱骨中上段骨干见带蒂的骨性突起，以宽基底与母骨相连，垂直于骨干生长，
骨干皮质延续至突起，顶端可见菜花状软骨帽

（二）软骨瘤

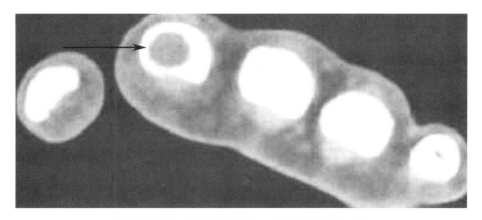

食指指骨髓腔内见软组织密度影，相邻骨皮质破坏，变薄

【影像表现】

（1）囊性膨胀性改变：位于短骨的肿瘤可于骨干的中央或偏心生长，呈一局限性圆形或类圆形透光区。边界清楚，骨皮质膨胀变薄。皮质内缘出现不规则的骨嵴或呈多弧状，有硬化边。

（2）软骨内钙化或骨化：于肿瘤区内见无结构、砂粒状钙化及骨化密影，为特征性征象。

（3）无骨膜反应增生及软组织肿块：合并病理骨折时，可出现骨膜反应。

（4）长骨干的内生软骨瘤：病变开始于干骺端，随骨发育而渐移至骨干，肿瘤内可见斑片状及不规则的钙化。

（5）恶变：发生率多于骨软骨瘤，尤其位于扁骨如髂骨、肋骨处的肿瘤。如瘤体较大，近期生长迅速，骨皮质侵蚀破坏，有骨膜反应，钙化斑变模糊，软组织出现肿块，疼痛加剧，以上均为恶变现象。

【影像鉴别】

（1）骨囊肿：极少见于短骨，骨破坏内一般无钙化。

（2）骨巨细胞瘤：多见于干骺端愈合的骨端，膨胀较显著，一般无钙化。

（3）血管球瘤：发生于末节指骨，有明显的压痛和触痛。

【特别提示】

本病发生于软骨内成骨的骨骼中，任何年龄均可发生，男女比例约为2：1。好发部位为四肢短骨，手部比足部多见，尤以指骨多发，占90%。肱骨、股骨亦可发生，偶尔见于脊椎、肋骨、胸骨、骨盆等处，肿瘤生长缓慢，早期无任何症状，肿瘤长大使骨干膨胀，出现肿胀畸形，表面光滑；皮肤表面正常，常因外伤、病理性骨折或其他原因 X 线检查时才被发现。

（三）软骨母细胞瘤

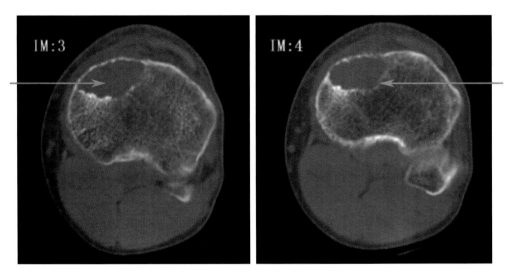

左侧胫骨近端病灶轻度膨胀，骨皮质变薄呈壳状，局部隆起，骨皮质处可见少许骨膜反应增生

【影像表现】

（1）骨骺端是良性软骨母细胞瘤的重要好发部位。多为偏心性、分叶状、圆形或类圆形的骨质透亮区。直径 3～6cm，常有硬化边。

（2）病灶轻度膨胀，骨皮质变薄呈壳状。局部隆起，骨皮质处可见少许骨膜反应增生。较大的肿瘤可穿破骨皮质，延伸至软组织。破坏关节时引起滑膜炎。

（3）肿瘤内可见斑点状、絮状钙化灶。

【影像鉴别】

（1）骨巨细胞瘤：一般发生于干骺端愈合的骨端，膨胀较明显，周围无硬化带，无钙化。

（2）内生软骨瘤：多发生于短管状骨，内一般有钙化。

（3）干骺端结核：多发生于骨骺，病变较小，无膨胀，一般无硬化边，可有砂砾状死骨，周围多有骨质疏松。

【特别提示】

软骨母细胞瘤是一种比较少见的良性骨肿瘤，男女发病无大差别，好发于青少年，10～20岁多发，凡有骺软骨的骨骼都可发生，如四肢长骨骨骺，并向干骺端伸延。股骨下端、胫骨上端多见，占50%以上。肱骨近端结节、胫骨上端亦较常见。起病缓慢，症状轻微。

（四）软骨肉瘤

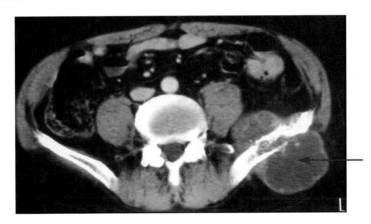

左侧髂骨见片状溶骨性骨质破坏，骨皮质中断，局部形成软组织肿块，内密度不均匀，可见大片状坏死区，并可见少许钙化影，病变累及髂骨内外侧

【影像表现】

（1）软骨肉瘤好发于长骨髓腔及不规则骨内，可见片状、囊状或虫蚀状溶骨性破坏。肿瘤局限于髓腔内，瘤软骨钙化较少；若肿瘤突破骨皮质形成软组织肿块，多可见密度不等的钙化。软骨钙化为诊断软骨肉瘤最可靠的征象。

（2）瘤软骨钙化的形态均为环形或半环形。钙化多、密度高、形态完整者为低度恶性，钙化少而模糊者恶性程度高。

（3）原发软骨肉瘤突破骨皮质可形成软组织肿块。

【影像鉴别】

（1）骨肉瘤：软骨肉瘤内一般有环状钙化，骨肉瘤内成分较复杂，可以有骨质破坏、新生骨、骨膜反应及软组织肿块。

（2）软骨瘤：MRI动态增强扫描对鉴别有帮助，一般软骨肉瘤强化早于软骨瘤。

【特别提示】

本病为起源于软骨或成软骨结缔组织的恶性软骨肿瘤，按发病部位分：中心型和周围型，原发和继发。中心型发生于髓腔，多为原发和内生软骨瘤恶变；周围型发生于外生软骨和骨旁软骨，多继发骨软骨瘤和软骨瘤；另有起源于骨膜和软组织的软骨肉瘤本病成人多见，仅次于骨肉瘤，约占骨恶性肿瘤的16％，好发于四肢及骨盆，原发者见于长骨干骺端、骨干髓腔、髂骨及坐骨等，继发者在原有病变的基础上生长迅速，症状明显，疼痛和肿胀为其主要症状，触及质硬的肿块。

三、骨髓源性肿瘤

（一）尤文肉瘤

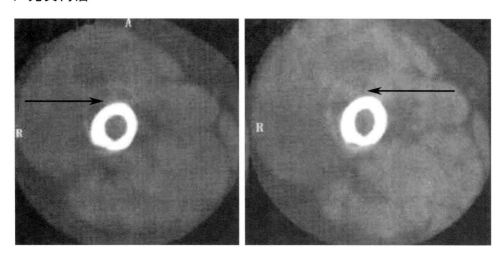

股骨后部骨皮质可见虫蚀状骨质破坏，髓腔密度增高，周围可见轻度骨膜反应，股骨周围可见软组织肿块

【影像表现】

（1）可见筛孔状或虫蚀状的骨质破坏区，但常无大块的破坏缺损，亦无明显的膨胀性改变。

（2）松质骨内出现多数大小不等的片状边界不清的密度减低区。

（3）出现不同程度的骨膜反应。

① 层状骨膜增生：多见于肿瘤边缘，肿瘤中心区域的骨膜新生骨破坏可形成 Codman 三角。

② 致密瘤骨：常见于破坏区的邻近或髓腔内，呈片状、不规则的高密度影。

③ 针状瘤骨：位于肿瘤区内，垂直于骨皮质，向外侵犯软组织，长短不一，较为纤细，呈垂直或放射状排列。可见于肿瘤的任何部位，长骨多见于 Codman 三角处。

（4）几乎所有病例均可见边缘模糊的软组织肿块。

【影像鉴别】

急性骨髓炎：一般有弥散的软组织肿胀，病史比较短。鉴别较难时，可用诊断性放射治疗。

【特别提示】

本病为起源于骨髓原始间叶细胞的恶性肿瘤，多见于儿童或青年，约占骨肿瘤的10％。主要症状是疼痛，初为间歇性，很快发展为持续性，以致病人常难以忍受，局部出现红肿，皮肤温度增高，浅表静脉怒张。本病恶性程度高，预后差，早期即可因广泛转移而死亡。

（二）骨髓瘤

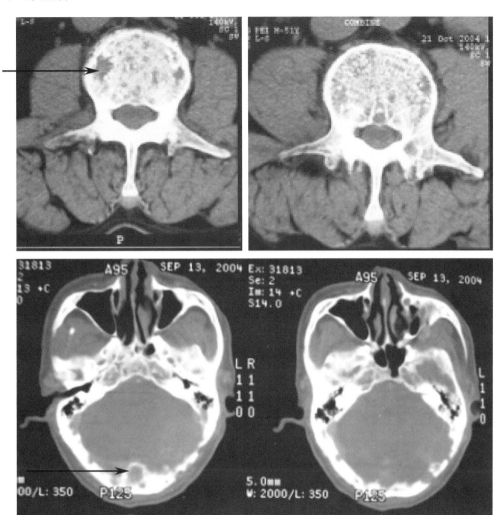

颅骨可见多发、圆形穿凿样溶骨性破坏区，边缘无硬化。腰椎骨质出现点状、鼠咬状溶骨破坏，
破坏区周围无硬化边缘，无明显骨膜反应

【影像表现】

（1）早期：骨外形正常，看不到骨质破坏，仅表现为广泛骨质疏松，可出现多个椎体的压缩骨折。

（2）典型的溶骨性破坏常呈多发、圆形穿凿样透光区，边缘无硬化，病灶直径 2～20mm，多见于颅骨、肋骨或骨盆及长骨近端。有时表现为点状、鼠咬状溶骨破坏；孤立性骨髓瘤为单一破坏区，膨胀，骨皮质变薄，内可有残留骨小梁，呈皂泡状，与骨巨细胞瘤相似。

（3）肋骨及胸腰椎常合并病理骨折，破坏周围有硬化边缘，出现放射状骨针或弥漫性硬化。

（4）典型表现为松质骨内呈弥漫性分布的溶骨性破坏区，无明显骨膜反应，常见软组织肿块，胸骨、肋骨破坏多呈膨胀性。

【影像鉴别】

(1) 骨质疏松:多见于老年女性,骨质结构完整,一般脊柱改变明显,颅骨一般无明显改变。

(2) 骨转移瘤:转移灶大小不一,边缘模糊,一般无骨质疏松,出现特定部位的骨破坏。

(3) 甲状腺旁腺亢进:好发于青壮年,一般有骨质疏松并伴有骨膜下骨吸收及牙槽骨板吸收,实验室检查无 Bence-Jones 蛋白,一般血钙高,血磷低。

【特别提示】

本病为起源于骨髓原始网状细胞的恶性肿瘤,可多处骨发生,又称多发性骨髓瘤,孤立性骨髓瘤(单发者少见,占骨恶性肿瘤的 6%,多见于 20～80 岁的患者,好发于红骨髓分布的部位,包括头颅、脊柱、骨盆、胸骨、肋骨及四肢长骨近端等,瘤细胞主要包含浆细胞和网织细胞,实验室检查全血细胞减少,尿中约半数以上出现 Bence-Jones 蛋白。

四、骨纤维组织肿瘤

(一)非骨化性纤维瘤

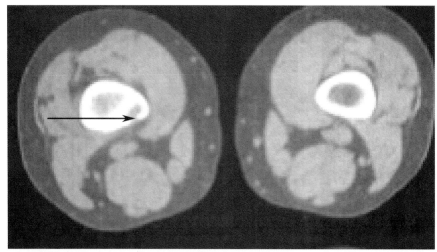

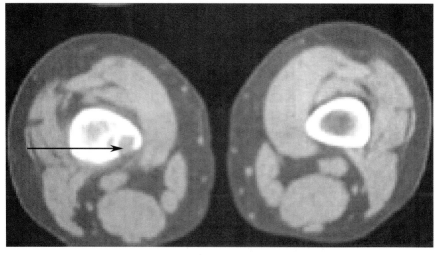

肿瘤位于骨干骨皮质下,偏心生长,呈单囊状骨质破坏区,边界清楚,肿瘤周围有一骨性硬化边

【影像表现】

（1）肿瘤位于干骺端骨皮质下，偏心生长，呈单囊状或多囊状卵圆形的囊性骨质破坏区。边界清楚而不规则，与骨长轴一致，有时有粗大的骨小梁交错。

（2）肿瘤周围有一骨性硬化边，骨皮质变薄或缺如，亦可增厚。肿瘤因分叶而呈凹凸不平现象。如发生在腓骨的肿瘤，可占据全骨的宽度，使骨皮质变薄如骨囊肿。

【影像鉴别】

（1）骨样骨瘤：发生于皮质内，瘤巢小，周围有明显的反应性骨质增生和骨膜反应。

（2）骨巨细胞瘤：多见于干骺端愈合的骨端，偏心膨胀性骨质破坏，有横向发展的趋势，多有分房。

（3）纤维性骨皮质缺损：一般为囊性皮质缺损，无膨胀性骨壳。

【特别提示】

本病是骨髓结缔组织的良性骨肿瘤，起源于非成骨的间叶组织，没有成骨现象，又称为囊性纤维性骨炎、局部纤维结构不良、痊愈性巨细胞瘤、单发性黄脂瘤等；多发生于青少年，为少见的肿瘤；好发于四肢长骨，尤以胫骨、股骨多见，腓骨、桡骨、尺骨、肱骨、肋骨、骨盆次之，脊椎、颅骨少见。症状轻微，仅有酸痛或无症状，发展缓慢。

（二）骨化性纤维瘤

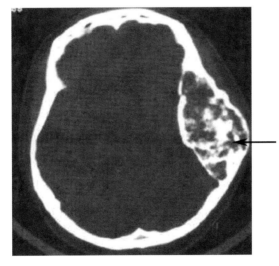

左侧颞部骨质呈单房状形态不规则的膨胀性骨质破坏区，周边有硬化，无骨膜反应，内可有钙化影

【影像表现】

病变呈单房或者多房形态不规则的膨胀性骨质破坏区，周边有硬化，无骨膜反应，内可有钙化影，病变若以骨组织为主，则密度较高，以纤维组织为主，密度较低。

【影像鉴别】

（1）骨纤维异常增殖症，病变广泛，边界不清，常伴有骨骼变形。

（2）非骨化性纤维瘤，好发于四肢长骨，范围较小，内无成骨。

【特别提示】

本病好发于 20～30 岁，女性常见，多见于颅面骨，少数见于长骨，病变生长缓慢，症状轻微。

五、转移性骨肿瘤

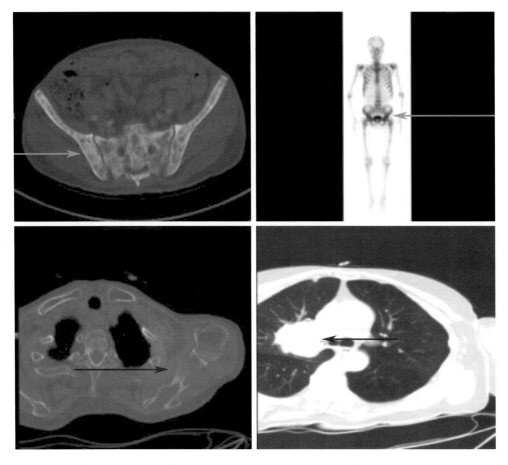

双侧髂骨翼及骶骨见多发溶骨型骨质破坏，病变相互融合形成大片状低密度影，ECT 检查示骨盆区多发异常浓聚灶；左侧肩胛骨可见不规则形溶骨型骨质破坏区并可见软组织肿块，胸部 CT 检查显示右肺门区巨大占位性病变（病理提示鳞癌）

【影像表现】

（1）溶骨型转移瘤：常见于鼻咽癌、乳腺癌和肺癌等；溶骨性破坏，边缘模糊无硬化，与正常骨有明确分界，皮质呈虫蚀状，一般无骨膜反应。扁骨：散在的转移灶可相互融合，并可出现软组织肿块。脊椎：常见椎弓根侵蚀破坏，椎弓根环消失，椎体破坏后受压变扁，椎间隙相对完整，常发生病理性骨折。

（2）成骨型转移瘤：常见于前列腺癌，肺癌、胃肠道肿瘤等；在松质骨或髓腔内出现局部密度增高影，呈多发棉团状或广泛的硬化，边缘模糊，受累骨外形一般正常。

（3）混合型转移瘤：兼有溶骨型转移瘤和成骨型转移瘤两者混合的 X 线表现。

【影像鉴别】

多发性骨髓瘤：病变大小多均一，呈穿凿形骨质破坏，有明显的骨质疏松，尿中约半数以上出现 Bence-Jones 蛋白。

【特别提示】

本病常在中年发病，最常发生于红骨髓分布的区域，如脊柱、肋骨、骨盆、肱骨、肩胛骨及股骨，肘、膝关节以下的骨骼发生转移者较少。骨内转移瘤中以上皮癌为主，如支气管肺癌、乳癌、宫颈癌、卵巢癌，肾癌、甲状腺癌及前列腺癌等；转移瘤最突出的症状为局部疼痛，且进行性加重，最后为持续性疼痛，难以忍受。逐渐出现肿块或发生病理性骨折。同时出现消瘦、贫血等，脊椎及肋骨转移瘤可出现脊神经刺激症状。

六、其他骨肿瘤

（一）骨巨细胞瘤

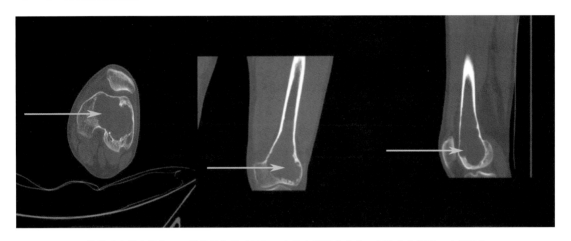

股骨下端骨内见偏心、膨胀性的骨破坏区，有横向膨胀的趋势，直达骨皮质下，破坏区内
可见数量不等的纤细的骨嵴，无骨膜反应

【影像表现】
（1）病变呈偏心、膨胀性的骨破坏，有横向膨胀的趋势。
（2）好发于四肢长骨骨端，直达骨性关节面下，甚至骨性关节面成为其骨包壳的一部分。
（3）破坏区边缘薄层骨包壳，轮廓的完整程度反映了肿瘤的生长速度。
（4）大多数病例破坏区内可见数量不等的纤细的骨嵴，将破坏区分隔成多房样或皂泡样改变。与正常骨分界清楚无反应性硬化边缘，且在交界处可以见到筛孔样的骨破坏。
（5）良性肿瘤破坏区内无钙化或骨化，恶性者可见瘤骨。一般无骨膜反应。

【影像鉴别】
（1）骨囊肿：多发生于骺线愈合前，一般病变沿骨干长轴发展。
（2）成软骨细胞瘤：发生于干骺端，骨壳较厚，破坏区内有钙化。
（3）动脉瘤样骨囊肿：好发于干骺端，常有硬化边，前者有含液囊肿，并有液-液平面。

【特别提示】
本病又称为破骨细胞瘤（osteoclastoma），属常见的骨肿瘤，占所有骨肿瘤的14.13%，具有良性、生长活跃和恶性三种表现形式，多认为起源于骨髓内未分化的间叶细胞，男性多见，以20～40岁多发，绝大多数为单发。主要症状为患肢疼痛或压痛，部分患者因病理性骨折就诊随着病变进展，肿瘤生长加速，局部疼痛加剧；恶性病程短或近期增大迅速，疼痛剧烈；局部皮肤温度增高，压痛明显，关节活动受限。

（二）脊索瘤

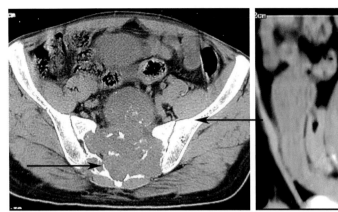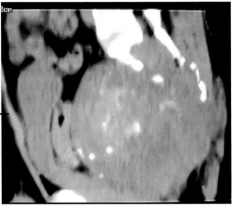

骶尾部可见溶骨性膨胀性破坏，骨破坏区均位于中线，破坏边缘一般无增生硬化，并可见一软组织肿块，
软组织肿块内可见不规则斑片状不定形的钙化影

【影像表现】

（1）骶尾部及颅底部可以出现溶骨性骨破坏、浸润性骨破坏或膨胀性骨破坏，骨破坏区均位于中线或于中线偏向一侧发展。

（2）溶骨性骨破坏与浸润性骨破坏的破坏边缘一般无增生硬化，与正常骨质之间分界不清；膨胀性骨破坏的程度多不一致，向一侧或两侧扩张，有厚薄不一的骨性包壳。

（3）骶孔常受侵蚀，表现为病变区内的骶孔扩大，骶孔边缘骨质破坏，骶孔线断续不连，破坏常突破骨皮质，尤其是在骶骨前或咽顶部出现软组织肿块，在侧位片上显示较为清楚，破坏区或软组织肿块中见不规则斑片状不定形的钙化影，此钙化为骶椎终板所含的钙化的软骨成分，肿瘤对其破坏较慢而相对保留，并包含在肿瘤内随肿瘤的生长而移位，此征象称为"横板征"。"横板征"为脊索瘤特征性表现，但是出现率不高。

【影像鉴别】

骶尾部巨细胞瘤：多发于上部骶部，无钙化，一般无侵袭性生长。

【特别提示】

本病是一种起源于原始脊索残留组织的恶性骨肿瘤，较为少见，发病率约占骨恶性肿瘤的0.43%，生长缓慢，多见于成人，肿瘤好发生于颅底和骶尾部。疼痛或局部肿块是最常见的症状，骶尾部肿瘤做肛门指检多可触及包块，包块质地一般较硬，固定。

七、骨肿瘤样病变

（一）骨纤维异常增殖症

【影像表现】

（1）囊状膨胀性改变：可为单囊或多囊，边缘清晰，有硬化边，骨皮质变薄，外缘光滑，内缘呈波浪状，在膨胀区与相对正常骨交界处，有时可见骨皮质的分叉现象，如同带倒钩的鱼叉。囊内外常散在粗大的骨纹和斑点状致密影，此为本病特征性表现。

（2）磨玻璃样改变：囊状膨胀病变区域内密度均匀性增高，呈磨玻璃状，密度高于正常骨髓腔而低于正常骨皮质。

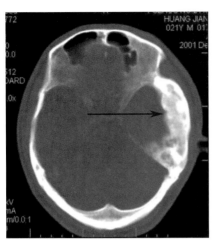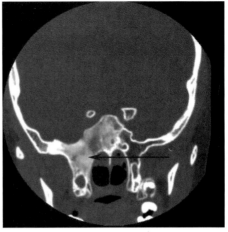

左侧颞部及颅底骨质囊状膨胀病变区域内密度均匀性增高，呈磨玻璃状，密度高于正常
骨髓腔而低于正常骨皮质，局部向外隆起

（3）丝瓜瓤状改变：长管骨膨胀增粗，皮质变薄甚至消失，骨小梁粗大扭曲为呈纵轴方向分布的粗大骨纹，类似丝瓜瓤状。

（4）虫蚀样改变：为单发或多发的溶骨性破坏，边缘锐利，有时酷似溶骨性转移。

【影像鉴别】

本病需要与内生软骨瘤、非骨化纤维瘤、Paget 病相鉴别。与 Paget 病的鉴别要点是本病有囊性改变和磨玻璃表现，无骨质软化和镶嵌状改变。

【特别提示】

本病为原始间叶组织的发育异常，导致正常骨组织被纤维组织所代替的一种常见病，可单骨或多骨同时发病，若同时合并如皮肤色素沉着、性早熟和内分泌紊乱表现，则称为 Albright 综合征。病变主要为纤维结缔组织和新生不成熟的原始骨组织（woven bone），表现为囊状膨胀性改变、磨玻璃样改变、丝瓜瓤状改变、虫蚀样改变；四肢躯干骨以股骨、胫骨、肱骨和肋骨多见；多在儿童和青年期发病，病变进行缓慢，成年后基本趋于稳定，如生长加快，应注意恶变的可能性；有显著的单侧发病倾向，头面部或颌部常呈不对称性突起，称之为"骨性狮面"可伴有头痛、鼻塞、突眼及视力下降等。

（二）骨囊肿

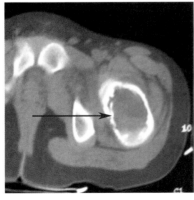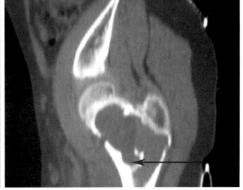

股骨颈椭圆形膨胀性低密度区，周边硬化，骨皮质膨胀变薄但保持完整，内可见骨片陷入征

【影像表现】

干骺端或骨干椭圆形膨胀性低密度区，周边硬化，骨皮质膨胀变薄但保持完整，有时囊内有骨嵴，病理骨折时可有碎骨片落入囊内称为骨片陷入征。

【影像鉴别】

本病需要与骨巨细胞瘤、动脉瘤样骨囊肿鉴别。骨巨细胞瘤好发于骨端，偏心性生长，呈囊状及皂泡状；动脉瘤样骨囊肿呈偏心性生长，膨胀明显，呈多房状，内有点状钙化和骨化。

【特别提示】

本病占原发肿瘤3%，80%发生于3~14岁，病因不明，可能与外伤骨内出血有关，囊壁衬有结缔组织膜，囊内充满液体。临床多数以病理骨折就诊（2/3）。骨囊肿好发于肱骨近端（60%）、股骨近端、胫骨上下端；扁骨病变多见于成人。

第7节 代谢及营养障碍性疾病

骨质疏松

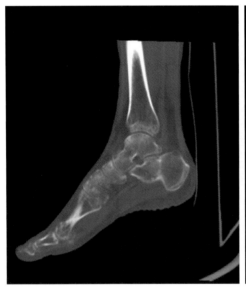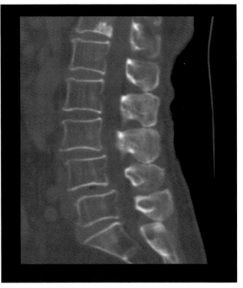

踝关节诸骨骨质密度普遍减低（第3跖骨骨折石膏固定，废用性骨质疏松）；椎体骨质密度减低，骨皮质变薄，骨小梁变细、数量减少，骨髓腔和小梁间隙增宽

【影像表现】

骨质密度减低，骨皮质变薄，骨小梁变细、数量减少，骨髓腔和小梁间隙增宽，椎体常出现双凹变形或压缩性骨折。

【影像鉴别】

（1）骨质软化：骨小梁减少、变细，骨皮质变薄，边缘模糊，骨骼变形。

（2）骨髓瘤：骨骼表现为穿凿样、鼠咬状、蜂窝样骨质破坏，伴有病理性骨折，骨质疏松。

（3）转移瘤：多引起椎骨特定部位的骨质破坏，局部有软组织肿块。

【特别提示】

本病是单位体积内骨组织含量减少（骨有机成分和无机成分等比例减少），引起骨微结构改变，导致骨脆性增大，骨折危险性增加的一种疾病。单位体积内骨量减少，同时累及骨小梁和骨皮质，表现为皮质变薄，骨小梁稀少、变细。临床症状轻微，严重者有腰背痛及病理骨折。

第8节 慢性关节病

一、强直性脊柱炎

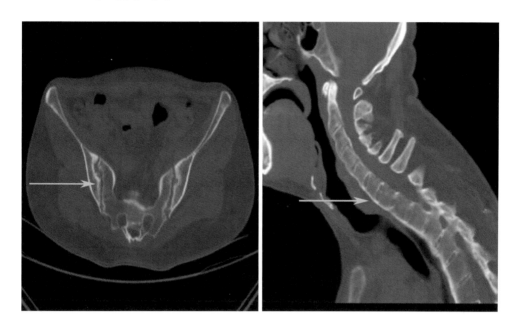

双侧骶髂关节对称性发病，关节面侵蚀破坏及软骨下骨硬化，关节间隙增宽；颈椎生理曲度消失，脊柱韧带广泛骨化，呈竹节状改变，形成"方椎"

【影像表现】

最早侵犯骶髂关节（100％），双侧对称性发病为其特征，骶髂关节受累后，逐渐上行侵及脊柱。CT表现为关节面侵蚀破坏及软骨下骨硬化，关节间隙变窄，骨性强直。骶髂关节炎分级如下。

① 0级：正常。

② Ⅰ级：可疑，似有侵蚀、硬化。

③ Ⅱ级：轻度异常，可见局限性侵蚀、硬化，但关节间隙无改变。

④ Ⅲ级：明显异常，为中度或重度骶髂关节炎。

⑤ Ⅳ级：严重异常，关节大部或完全强直。脊柱逐渐受累呈竹节状改变。

【影像鉴别】

本病需要与类风湿关节炎、牛皮癣性关节炎鉴别。

【特别提示】

本病是一种以中轴关节慢性炎症为主的全身疾病，原因不明，多为男性，男女比率约为

5:1，多发病于 10～40 岁，以 20 岁左右发病率最高。本病发病隐匿，起初多为臀部、骶髂关节或大腿后侧隐痛，难以定位，下腰痛，晨僵，活动后缓解，全身症状轻微，病程可达十数年；关节强直后，疼痛完全消失。实验室检查部分病人 C-反应蛋白升高，血沉加快，90%患者 HLAB-27 阳性，浆细胞浸润以 IgG、IgA 型为主。

二、退行性骨关节病

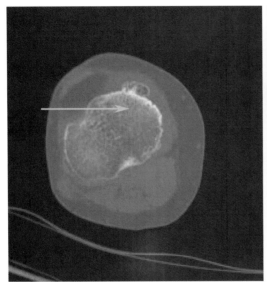
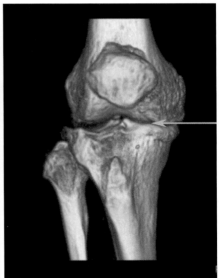

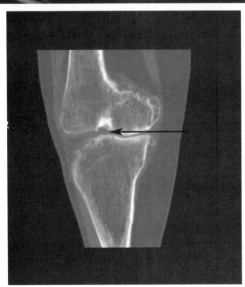

右侧骨性关节面模糊，关节间隙变窄，关节面硬化，关节边缘骨赘，关节对应关系不自然

【影像表现】

（1）关节间隙变窄：最常见早期征象。

（2）骨赘形成：边缘锐利，关节面周缘骨性突起，呈唇样或鸟嘴样。

（3）软骨下反应性硬化：关节软骨下广泛密度增高。

（4）后期：关节失稳、畸形，部分出现关节内游离体以及关节面囊变。

【特别提示】

　　本病是以关节软骨退变、关节面和其边缘新骨形成为特征，多见于老年人，脊柱、髋、膝关节明显，由慢性创伤、长期不断的承重或牵拉所致。可分原发性和继发性，以原发性者最多见。

三、滑膜骨软骨瘤病

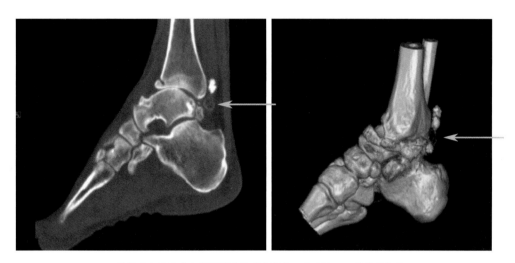

踝关节内出现多个卵圆形及结节状钙化，大小不一，密度较均匀

【影像表现】

　　关节内出现多个圆形或者卵圆形钙化、骨化结节影，大小不一，密度较均匀，关节间隙正常。

【影像鉴别】

　　(1) 剥脱性骨软骨炎：一般关节面多有相应的骨质缺损，内结节密度多不均匀。

　　(2) 退行性骨关节病：关节周缘有唇样骨质增生，关节间隙变窄。

【特别提示】

　　本病多见于青壮年，多累及膝关节，多表现为关节疼痛、肿胀及活动受限。

第9节　脊柱病变

一、脊椎退行性变

【影像表现】

　　(1) 脊柱的曲度改变：包括生理曲度变直或者侧弯，严重者出现脊柱不稳，前移或者侧弯。

　　(2) 椎骨的改变：包括椎体终板骨质增生硬化，边缘唇样骨质增生，重者形成骨桥。

　　(3) 椎间隙的改变：主要是椎间隙变窄，关节面增生硬化，椎间盘内出现真空征，髓核硬化。

　　(4) 椎管的改变：椎管内径小于10mm，椎管内结构受压。

　　(5) 韧带的改变：黄韧带、后纵韧带等出现肥厚、钙化。

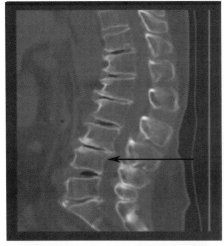
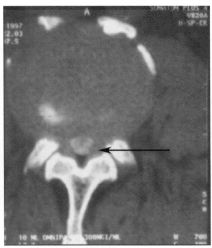
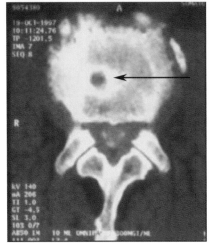

椎体终板骨质增生硬化，边缘唇样骨质增生，椎间隙内可见"真空征"，部分椎间隙变窄，椎体内见许莫氏结节，其周缘骨质增生硬化，髓核硬化，椎管内径小于 10mm，椎管内结构受压

【特别提示】

本病是脊椎退行性骨关节病，系因生理性老化或慢性劳损引起脊椎关节及椎间盘的退化和损伤，病理包括椎间盘、椎间关节及韧带的退变。临床表现一般为颈、腰部僵硬及疼痛，并发椎管狭窄及滑脱时，压迫脊髓、神经根和血管引起相应症状。

二、椎间盘突出

【影像表现】

(1) 椎体后缘弧形软组织密度影，向椎管内局限性突出，边缘光滑，形态各异。

(2) 突出的椎间盘钙化，钙化程度不等。

(3) 硬膜外脂肪受压，移位或消失。

(4) 硬脊膜囊前缘受压移位，严重者脊髓受压，局部椎管狭窄。

(5) 椎间盘向侧后方突出可使侧隐窝前后径变窄，压迫神经根并使之后移位。

(6) 髓核穿过椎体终板突向椎体，在椎体上下缘、边缘有清楚的窝状压迹，称为 Schmor 结节，周围反应性骨质硬化。

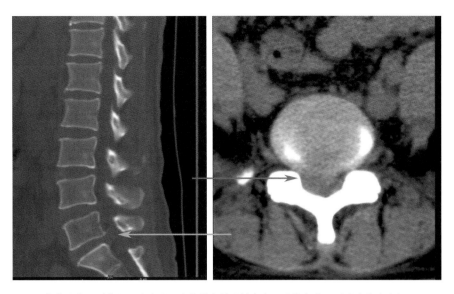

椎体后缘弧形软组织密度影，向椎管内局限性突出，边缘光滑，硬膜外脂肪受压、
消失。硬脊膜囊前缘受压移位，局部椎管狭窄

三、椎管狭窄

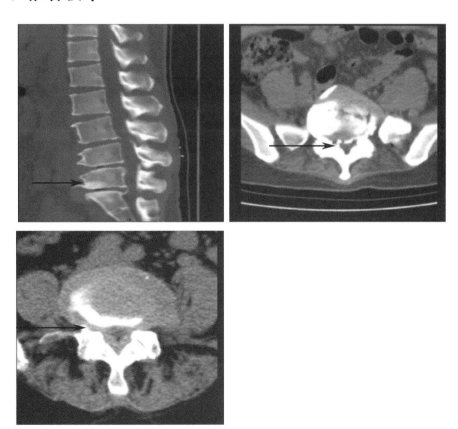

腰椎椎体缘骨质硬化及骨赘形成，L4、L5、S1椎间盘后突并局部钙化，同层面椎管
明显变窄；相应水平双侧椎间孔亦变窄

【影像表现】

（1）CT可以清楚的显示椎管的横截面的大小和状态，包括椎体边缘的骨增生、小关节突的肥大增生、椎管内的韧带增厚。

（2）不同部位椎管狭窄诊断标准：颈椎矢状径＜10mm可诊断为椎管狭窄；腰椎矢状径＜15mm可诊断为椎管狭窄；腰椎椎管侧隐窝＜3mm可诊断为侧隐窝狭窄。

【特别提示】

本病是构成椎管的脊椎、软骨和软组织的异常导致椎管的有效容积减少或椎间孔狭窄而表现出的脊髓、神经根或血管受压迫的一系列临床症状和体征，病理上椎管狭窄可分为先天性及获得性两类。脊柱退行性病变是后天性椎管狭窄的主要原因，包括椎体后缘骨刺、钩突关节或小关节的肥大及增生、椎板骨质增生、后纵韧带骨化、黄韧带肥厚及椎间盘膨出或突出等。

四、脊椎滑脱

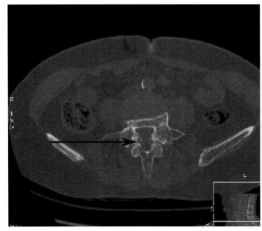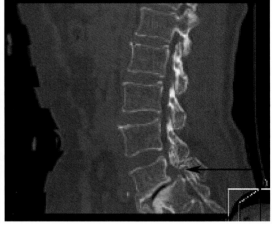

横轴位示：上下关节突间即椎弓狭部出现裂隙，边缘硬化。矢状位重建可见L5
椎体向前滑动，滑动约为骶椎1/4，为Ⅰ度滑脱

【影像表现】

（1）上下关节突间即椎弓狭部出现裂隙，如骨缺损部逐渐变细且边缘圆滑，可见硬化，多为先天性因素所致；缺损部边缘锐利且不规则，多为外伤骨折引起。

（2）在矢状位上，椎体常向前滑动。滑动超过骶椎上面1/4者为Ⅰ度，超过1/2者为Ⅱ度，超过3/4者为Ⅲ度。

【特别提示】

脊椎滑脱症是指因椎弓狭部的缺损或断裂而引起的椎体向前滑脱。一般认为与先天性发育不良和创伤有关。有椎弓狭部缺损且合并有椎体滑动者，称为真性脊椎滑脱症；椎弓狭部骨质结构完整，但是有椎体滑动者，称为退行性脊椎滑脱症或假性滑脱。其发病多与椎间盘变性及椎小关节韧带松弛有关。真性脊椎滑脱症多见于男性，以发病于40~50岁者最多，以双侧多见，绝大多数脊椎滑脱症发生在L4、L5，累及L5者占80%多。假性脊椎滑脱症多见于中年女性，滑脱程度不超过Ⅰ度。

第 10 节　软组织病变

一、局限性骨化性肌炎

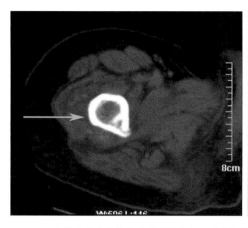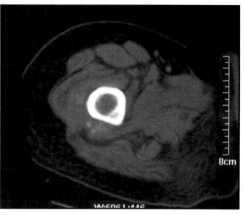

左股骨软组织肿块内密度不均匀，可见斑片状钙化、毛糙不整的网格影及片状低密度影

【影像表现】

本病不同阶段表现不同，初期肿块内见斑片状钙化、毛糙不整的网格影，后期可见延肌束走形的致密钙化影。

【影像鉴别】

（1）骨外软组织骨肉瘤：斑片状瘤骨位于肿瘤中央，局部多伴有软组织肿块并不断增大。

（2）骨外软骨肉瘤：多有较大软组织肿块，钙化位于肿瘤中心。

【特别提示】

本病好发于青壮年，多位于易受外伤处，如股四头肌，但不限肌肉；多见于外伤后，局部肿胀、疼痛，可扪及包块，后期肿块缩小、变硬，留下实性肿块。

二、软组织肿瘤

（一）脂肪瘤

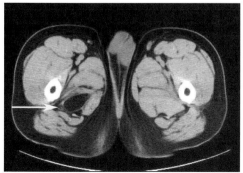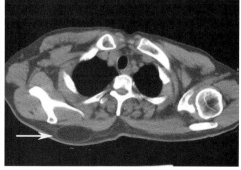

右侧大腿软组织深部边缘规整、密度均匀的低密度影，有包膜，密度均匀

【影像表现】

脂肪瘤多表现为边缘规整、密度均匀的低密度影，多为圆形或者卵圆形，有包膜，CT值一般是−120～−80HU。

【特别提示】

本病好发于 50～70 岁，多见于肥胖病人，无明显性别差异。多见于颈部、肩部、背部及肢体皮下，表现为缓慢生长的无痛性软组织肿块。

（二）脂肪肉瘤

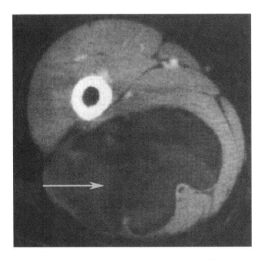

左侧大腿软组织内为边界清楚的低密度影，内密度不均匀，可见片状的
略高密度影，与周围组织分界清晰，无钙化

【影像表现】

分化程度不同影像学表现也不同，分化好的脂肪肉瘤以脂肪为主，为边界清楚的低密度影，恶性程度高的脂肪肉瘤表现为软组织密度，边界不清，内一般无钙化。强化可有不同程度强化。

【影像鉴别】

脂肪瘤：多见于皮下软组织，密度均匀，形态规整。

【特别提示】

本病多发生于 40～60 岁，儿童少见，很少发生于皮下，多位于深部软组织，病程较长，晚期出现疼痛、功能障碍。

（于蒙蒙　王丹）